DU TRAITEMENT

DE LA

SCOLIOSE DES ADOLESCENTS

A la Clinique de Chirurgie Orthopédique de l'Hôpital Civil de Nancy

PAR

Le Docteur Sigismond SCHWANDER

GÉRARDIN, NICOLLE & CIE

NANCY	VERSAILLES (Porchefontaine)
19, Rue de l'Équitation, 19	PARIS, 43, Rue du Temple

1899

DU TRAITEMENT

DE LA

SCOLIOSE DES ADOLESCENTS

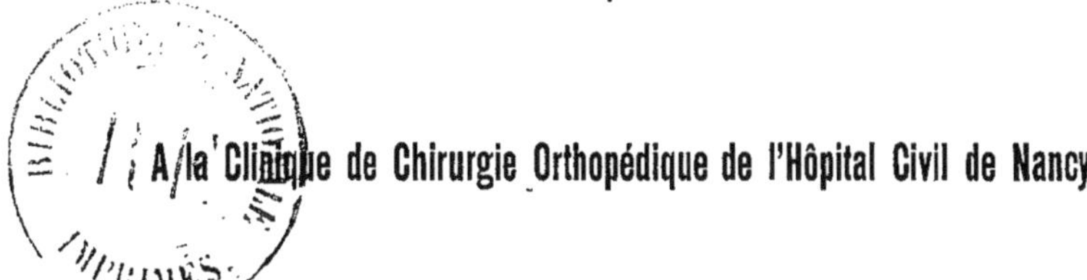

A la Clinique de Chirurgie Orthopédique de l'Hôpital Civil de Nancy

PAR

Le Docteur Sigismond SCHWANDER

———

GÉRARDIN, NICOLLE & CIE

| NANCY | VERSAILLES (PORCHEFONTAINE) |
| 19, RUE DE L'ÉQUITATION, 19 | PARIS, 43, RUE DU TEMPLE |

1899

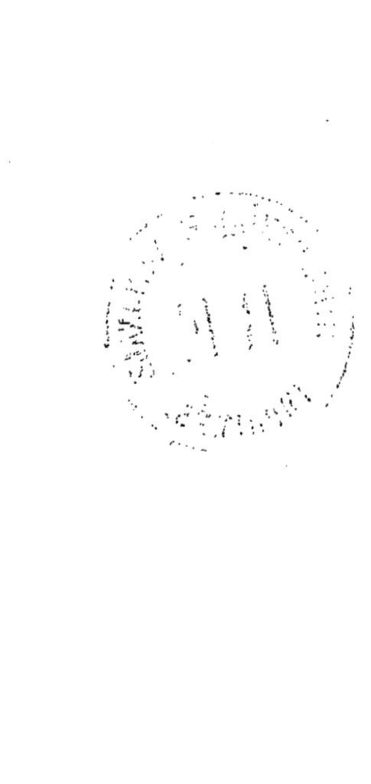

INTRODUCTION

Sur les conseils de notre ami M. Frœlich, professeur agrégé, nous avons entrepris ce travail que nous intitulerons « Du traitement de la scoliose des adolescents ou scoliose de croissance à la clinique de chirurgie orthopédique de l'Hôpital civil de Nancy. »

Ayant suivi pendant quelques mois cette clinique, nous avons pu constater par nous même, les bons résultats que M. Frœlich retire de la méthode qu'il emploie dans le traitement de la scoliose des adolescents. Frappé de ces résultats, nous avons pensé qu'il serait intéressant de faire une description détaillée de cette méthode, en y ajoutant les observations que nous avons recueillies dans le service.

Le sujet nous a paru d'autant plus digne d'intérêt que pendant fort longtemps cette question a été complètement négligée par les auteurs, et qu'aujourd'hui encore, bien des médecins ont des doutes sur l'efficacité de la thérapeutique des déviations de la colonne vertébrale.

En effet c'est seulement depuis une dizaine d'années, que nous voyons les chirurgiens s'occuper sérieusement de cette affection, pourtant si fréquente.

En Allemagne, en Amérique, se produit une véritable renaissance de la chirurgie orthopédique. Ce mouvement est accentué chez nous par les remarquables travaux de Kirmisson et Redard à Paris, de Delore et Vincent à Lyon, de Phocas à Lille, de Piéchaud et Denucé à Bordeaux. Et si le traitement de la scoliose n'est pas encore établi avec une rigueur absolument mathématique, il a néanmoins trouvé dans ses grandes lignes sa formule définitive.

Les sérieux progrès accomplis en ces derniers temps, dans la cure de la scoliose, dérivant d'une connaissance plus complète de la pathogénie et de l'anatomie pathologique, nous serons amené à donner une certaine importance à cette étude.

Ce sera l'objet de notre premier chapitre. Dans le second nous décrirons les symptômes des différentes scolioses de croissance. Enfin notre dernier chapitre, le plus important, comprendra avec quelques mots d'historique, l'exposé du traitement tel que l'applique M. Frœlich, les observations que nous avons recueillies et les résultats obtenus dans chacune d'elles.

Chemin faisant, nous aurons l'occasion de signaler d'autres tentatives de traitement de la scoliose essentielle ; nous nous bornerons à les décrire soinmairement, persuadé que nous sommes que, malgré leur complexité plus grande et leur gravité plus réelle, elles ne donnent pas de résultats supérieurs à ceux de la thérapeutique que nous avons vu employer.

Avant d'aborder notre sujet, nous saisissons avec empressement l'occasion qui nous est offerte d'adresser à tous nos maîtres de la Faculté, nos plus vifs remerciements pour les leçons et les conseils qu'ils nous ont prodigués avec tant de science et de bonté, pendant nos années d'études.

Nous prions particulièrement Monsieur le Professeur Gross, d'agréer l'expression de notre reconnaissance pour l'honneur qu'il nous a fait en acceptant la Présidence de notre thèse.

Nous ne savons comment nous exprimer pour témoigner à notre ami, Monsieur Frœlich, Professeur agrégé, toute la gratitude que nous lui devons, pour les conseils qu'il n'a cessé de nous donner au cour de ce travail.

Qu'il reçoive ici, l'assurance de notre amitié la plus vive et la plus sincère.

PATHOGÉNIE

La scoliose essentielle est une affection caractérisée par une inclinaison latérale permanente de la totalité ou d'un segment de la colonne vertébrale, et par une torsion en spirale des vertèbres autour de l'axe vertical.

Elle s'accompagne toujours de déformations thoraciques et pelviennes quelquefois.

La scoliose est très fréquente dans l'adolescence, elle se manifeste pendant la période de croissance. En effet, d'après les statistiques des différents auteurs, on voit que c'est de l'âge de cinq ans à quinze ans qu'on la rencontre le plus souvent.

Affection très fréquente, avons-nous dit : Laughaard trouve 700 scolioses sur 1000 affections orthopédiques, Bérend 900 sur 3000. Drachmann, sur 28,124 enfants fréquentant l'école, rencontre 368 scoliotiques.

Elle atteint les jeunes filles plus souvent que les garçons dans une proportion de 8 à 1, et chez ceux-ci elle est généralement plus grave que chez les premières.

Elle est héréditaire dans un grand nombre de cas, Eulenbourg note l'hérédité dans 25 %, des cas, Vogt dans 50 %, enfin Redard de Paris, à son dispensaire, la trouve 27 fois pour 100.

De nombreuses théories ont été proposées pour expliquer la production de la scoliose des adolescents. Le plan de notre travail ne nous permet pas d'en faire un exposé détaillé. Disons seulement qu'on peut les résumer en trois grands groupes, suivant que les auteurs mettent des lésions sur le compte du système musculaire ou nerveux, ligamentaire ou osseux.

Nous pouvons rejeter, sans nous y arrêter, la théorie qui voit l'origine de la déformation dans les ligaments, l'altération de ces derniers est toujours secondaire.

Nous en ferons autant de la théorie qui veut que la déviation soit due, ou à une parésie, ou a une contracture des muscles. Nous montrerons en discutant l'hypothèse à laquelle nous nous rallions, comment il faut entendre l'influence des groupes musculaires qui, elle aussi, nous paraît purement secondaire.

La théorie osseuse est la seule qui a réuni les suffrages de tous les orthopédistes modernes, encore tous ne l'entendent-ils pas de la même façon. Tandis que les uns, comme Lormser, de Vienne, y voient comme nous une inflammation des vertèbres, d'autres rattachent l'affection au développement du squelette, tels que Hueter, Roser et Volkmann.

Pour nous, cette scoliose est le résultat d'une
maladie primitive du système osseux, d'un rachitisme tardif, ne différant du rachitisme infantile
que par l'époque de son apparition.

Comme dans ce dernier, nous y trouvons nettement et bien tranchées les trois périodes d'évolution de la maladie :.

1° Ramollissement des vertèbres.

2° Déformation.

3° Eburnation.

La scoliose essentielle survenant dans l'adolescence, de 5 à 15 ans en moyenne, c'est bien à une
lésion de croissance que nous avons affaire, à un
trouble de nutrition survenant pendant le développement du rachis. En effet, d'après les travaux
des anatomistes les plus autorisés, nous voyons
que la colonne vertébrale n'arrive à son complet
développement que vers l'âge de 20 à 25 ans.

Il ne faut pas confondre cette scoliose avec la
scoliose rachitique, décrite depuis longtemps par
tous les auteurs. Celle-ci est le résultat du rachitisme de la première enfance et survient vers
l'âge de 2 ans jusqu'à 4 ans au plus tard.

Elle n'est d'ailleurs jamais une déviation latérale pure avec torsion, mais s'accompagne toujours de cyphose, c'est une cypho-scoliose.

Kirmisson qui, un des premiers, a émis cette
hypothèse de rachitisme tardif, identifie la scoliose
au *genu valgum*. Dans un article de la *Revue
d'orthopédie 1890*, il dit : « Pour nous, l'altération

du tissu osseux dans la scoliose est analogue à celle qui existe au niveau de l'extrémité inférieure du fémur dans le *genu valgum*. ». Or cette lésion est regardée par les auteurs comme le fait d'un rachitisme tardif, surtout depuis que Miculiecz a publié les résultats de ses études anatomopathologiques du *genu valgum*. Il a trouvé dans l'extrémité inférieure du fémur des amas irréguliers de cellules cartilagineuses plus ou moins grosses avec substance intermédiaire rare ; ces amas cartilagineux peuvent avoir plusieurs millimètres de diamètre. Nous verrons plus loin que dans la vertèbre scoliotique on a décrit la même lésion histologique.

Nous avons dit que la scoliose des adolescents est le résultat d'un rachitisme ; nous n'avons pas la prétention de trancher cette question d'une façon définitive, mais nous donnerons ici les preuves sur lesquelles nous nous basons pour expliquer cette hypothèse.

En lisant les observations que nous avons pu recueillir, ou est frappé de la fréquence de la coexistence de la scoliose avec d'autres manifestations rachitiques chez beaucoup de nos sujets, nous avons trouvé le *genu valgum*, le pied plat, lésions attribuées par tous au rachitisme.

Il n'est pas rare de rencontrer chez les scoliotiques d'autres manifestations de cette maladie spéciale du tissu osseux.

En effet chez certains malades, on constate que

les tibias sont incurvés, les extrémités articulaires considérablement augmentées de volume, les bosses frontales saillantes, on note ce que les auteurs appellent le chapelet rachitique; les dents présentent cet état particulier auquel Hutchinson a donné son nom.

En présence de ces faits il est difficile de ne pas identifier, au point de vue de la pathogénie, ces deux lésions si fréquemment concomitantes; le rachitisme et la scoliose. Nous verrons plus loin que de nombreux auteurs ont été frappés de ce fait.

Nous pouvons encore invoquer à l'appui de notre thèse, l'hérédité qui joue un si grand rôle dans le rachitisme, et qui se montre si souvent dans la scoliose. Nous avons vu que cette prédisposition est si vraie que certains auteurs l'admettent dans la plupart des cas.

Nous regrettons de ne pouvoir présenter ici une étude histologique complète de la vertèbre scoliotique. C'est là en effet que nous trouverions la preuve irréfutable de notre théorie. Mais ces recherches sont difficiles, les necropsies pendant la période où se produit la scoliose étant très rares. Jusqu'ici les auteurs se sont préoccupés surtout de décrire les déformations de la vertèbre et du rachis tout entier, sans chercher à connaître les altérations intimes du tissu osseux.

Néanmoins Pollosson de Lyon (1) a examiné

____

(1) *Lyon médical*, 1885, 17 Juillet.

des coupes de vertèbres scoliotiques ; il résume ainsi les résultats de ses recherches : sur quatre sujets (trois filles de 13, 14, et 15 ans et un garçon de 15 ans), les lésions observées consistent :

« 1° En un épaisissement et des irrégularités du cartilage qui revêt les faces supérieures et inférieures des vertèbres, ce cartilage présente en même temps un aspect trouble ;

« 2° En des lésions du tissu spongieux des vertèbres. On observe des taches irrégulières d'un tissu spongieux, rougeâtre, contenant à son intérieur de petits grains d'aspect cartilagineux ;

« 3° En des masses de cartilage hyalin dans le corps même des vertèbres ;

« 4° En des masses de cartilage crétifié ;

« 5° En des altérations des disques dont la substance légèrement ramollie remplit de petites cavités creusées dans les faces supérieures et inférieures de quelques vertèbres.

« Quelques examens histologiques incomplets, il est vrai, nous ont permis de constater la présence, dans les mailles du tissu spongieux, de petits blocs cartilagineux. Nous pouvons ajouter que l'architecture, ordinairement si régulière des fibres verticales et horizontales des vertèbres, est modifiée sur plusieurs points.

« De plus nous avons constaté un léger abaissement de la densité des vertèbres.

« Disons enfin que les sujets dont il s'agit présentaient un angle sacro-vertébral plus aigu que ne le comporte leur âge.

« Ces sujets présentent des membres inférieurs courts, des genoux un peu gros. Sur l'un d'eux existait un léger degré de *genu valgum,* et dans le fémur nous avons trouvé les lésions rachïtiques que Miculiecz a décrites.

« Toutes les lésions que nous avons décrites sont des lésions en voie d'évolution, ou même de début, et non pas des restes de lésions rachitiques de l'enfance. »

Dans un travail sur la scoliose des adolescents, publié dans la *Revue d'Orthopédie* par M. Boigey de Lyon (1), nous trouvons un nouvel examen de vertèbres scoliotiques.

L'auteur a pu étudier quatre vertèbres, l'une provenant d'un sujet mort de diphtérie âgé de 13 ans, les trois autres provenant d'un enfant de 15 ans environ, mort d'affection inconnue.

Il a trouvé que : « l'affaissement cunéiforme des corps vertébraux, était à peine ébauché. A la périphérie des disques intervertébraux, et n'empiètant en aucun point sur la substance osseuse de la vertèbre sus ou sous-jacente, se présentait une couronne plus ou moins complète de petites cavités anfractueuses remplies de concrétions calcaires jaunâtres, adhérant intimement aux parois de ces logettes ainsi creusées en plein fibro-cartilage. » Le cartilage qui entourait ces noyaux calcaires avait un aspect bleuâtre et violacé. L'auteur n'a pas retrouvé en plein tissu osseux les perles carti-

(1) *Revue d'Orthopédie,* mars 1899.

lagineuses hyalines signalées par Pollosson, mais
« en certains points la partie spongieuse de l'os,
offrait de véritables lacunes comblées par un tissu
rougeâtre de consistance molle et très friable. »
« Dans son ensemble, le corps vertébral était relativement friable et la résistance aux pressions di-
minuée. » Ce dernier fait a été signalé par Hoffa
(*Orthopedische Chirurgie*, 1898) ; « il possède, dit-
il, dans son laboratoire, des préparations de
rachis scoliotiques, où le tissu osseux des vertèbres
est tellement ramolli, tellement friable, qu'il suffit
d'une simple pression digitale pour écraser le corps
vertébral. »

Ces études anatamo-pathologiques de Pollosson
et de Boigey, nous conduisent naturellement à
cette conclusion, que la scoliose est le résultat
d'une maladie du tissu osseux, le rachitisme. En
effet, ces auteurs, en décrivant la vertèbre scoliotique, ont fait la description des lésions rachitiques.

La petite différence qui existe entre les résultats obtenus, c'est-à-dire la présence des îlots cartilagineux vus par l'un et ignorés par l'autre, pro-
vient certainement de ce fait que les auteurs ont
eu à examiner des sujets n'étant pas au même
stade d'évolution de leur lésion.

L'examen macroscopique de coupes faites sur
une vertèbre scoliotique, montre aussi un état
spécial du tissu osseux, qu'il est impossible d'expliquer sans le rattacher à une maladie
particulière et bien définie.

Sur ces coupes nous voyons que du côté de la convexité le tissu paraît plus lâche, les espaces médullaires plus larges, les travées osseuses plus fines. Du côté concave, au contraire, ce tissu est plus dense, les trabécules osseuses plus grosses et les espaces médullaires plus restreints.

D'autre part, nous avons examiné au musée d'anatomie de Nancy trois colonnes vertébrales provenant de scolioses anciennes. Nous avons pu constater d'une façon très nette, du côté de la concavité de la courbure, un dépôt considérable de tissu osseux très dur, éburné pour ainsi dire, qui est si abondant sur l'un des rachis, que deux ou trois vertèbres paraissent intimement soudées l'une à l'autre. Du côté convexe, il y a aussi des dépôts osseux, mais bien moins nets et surtout bien moins compacts. En effet, de ce côté, la pointe du scalpel pénètre assez facilement, tandis que du côté de la concavité, il est presque impossible d'entamer la couche osseuse.

Ces végétations exubérantes et cette différence de texture, sont-elles dues seulement aux pressions subies par les vertèbres sous l'influence de la déformation rachidienne, comme le prétendent certains auteurs. N'est-il pas plus rationnel d'y voir le terme ultime d'une maladie de l'os, aboutissant à ces lésions permanentes ?

Ici encore, nous trouvons un fait analogue dans le *genu valgum*, qui présente au cours de son évolution ces dépôts de tissu éburnéen du côté concave de la déformation.

La radiographie, avec ses perfectionnements actuels, permet de se rendre compte de ces lésions sur le vivant. MM. Redardet-Laran, au dernier congrès de chirurgie de Paris (octobre 1898), ont présenté plusieurs clichés radiographiques pris sur des rachis scoliotiques. Ils s'expriment en ces termes : « Sur les clichés radiographiques on note la déformation des corps vertébraux, du pédicule et de l'arc postérieur, la striation de la substance osseuse, la direction des colonnes osseuses, l'état des noyaux et des cartilages épiphysaires. La radiographie indique en outre l'état différent des trabécules et des travées osseuses des diverses parties de la vertèbre considérée du côté concave et du côté convexe. Elle démontre que le tissu osseux du côté concave est plus dense, à espaces médullaires plus restreints, que, contrairement à l'opinion admise jusque dans ces derniers temps, le tissu osseux de la vertèbre du côté concave, loin d'être atrophié, est le siège d'une hypernutrition et d'une ostéogénèse beaucoup plus marquées que du côté convexe. »

Dans le laboratoire de M. Guilloz, professeur agrégé, nous avons, avec M. Frœllich, examiné, aux rayons X, trois des sujets de la clinique.

Voici ce que nous avons noté d'une façon très nette :

Chez le premier sujet, jeune fille de 14 ans, dont la déviation rachidienne date d'environ trois ans, et n'est encore que peu prononcée, nous avons vu que la colonne vertébrale se laisse facilement traverser par les rayons Rœntgen, les côtés du rachis paraissent clairs. Dans ce cas, le tissu osseux n'est pas augmenté de densité et nous n'avons pas ces dépôts de tissus éburnéens signalés sur les scolioses anciennes. Et de fait les résultats du traitement semblent corroborer ces données. Après trois mois de traitement, cette jeune fille a été beaucoup améliorée quant à sa déformation rachidienne.

Au contraire, chez le second sujet, jeune fille de 14 ans, ayant une scoliose peu ancienne (2 ans) mais grave, et par sa marche rapide et par le degré prononcé des déformations, nous avons constaté, de chaque côté de la colonne vertébrale, des taches noires très considérables, plus fortes du côté de la concavité. Les rayons X, dans ce cas, sont interceptés par une épaisseur énorme de tissu osseux. On est frappé, dans ce cas, de la grande quantité de tissu éburnéen qui s'est déposé le long du rachis. Ici encore la marche du traitement confirme cette hypothèse. Car, bien que la jeune fille soit soumise à un traitement régulier et très rigoureux, on n'obtient presque aucun résultat.

Enfin l'examen d'un troisième sujet, jeune garçon de 12 ans, nous donne les mêmes renseignements. Chez celui-ci, la scoliose est très ancienne, on l'a remarquée vers l'âge de 8 mois. Du côté concave du rachis, il y a exubérance de tissu osseux ; du côté convexe, elle existe aussi, mais à un degré moindre. Mais, bien que cette scoliose soit ancienne, les dépôts osseux sont assez peu considérables pour permettre au traitement de produire le redressement graduel de la colonne vertébrale.

D'après cela on voit que la radiographie nous renseigne sur l'état du rachis dans la scoliose. Dans les déformations récentes il n'y a aucune condensation des tissus osseux sur les corps vertébraux, ni du côté concave, ni du côté convexe. Au contraire sur les scolioses anciennes datant de dix ans par exemple, ces condensations sont évidentes et peuvent être considérables. Enfin nous voyons que dans certains cas de scolioses même récentes on peut avoir une grande exubérance de tissu sclérosé du côté de la concavité.

De ces faits nous pouvons tirer d'autres conclusions très importantes au point de vue pratique. En effet, si au moment d'entreprendre la cure d'un scoliotique on veut être renseigné d'avance sur les résultats possibles de ce traitement, il sera nécessaire de radiographier le sujet.

Nous verrons encore que ce mode d'investigation a une réelle importance et pour le diagnostic et pour la mensuration des déformations vertébrales.

En ces dernières années nous voyons plusieurs auteurs se rencontrer pour expliquer la pathogénie de la scoliose des adolescents par une maladie de l'os bien caractérisée. Nous avons dit que Kirmisson de Paris fut un des premiers à émettre cette hypothèse du rachitisme. Au congrès de Berlin 1890, après avoir exposé les différentes théories pathogéniques de la scoliose, et après en avoir fait la critique il termine par ces mots : « En résumé, pour nous, la cause initiale, celle qui prime toutes les autres dans la scoliose essentielle des adolescents, c'est le trouble de nutrition des vertèbres pendant la période de développement, c'est en un mot le rachitisme vertébral de l'adolescence, plus ou moins analogue, sinon identique à celui de la première enfance. »

Nous avons vu que Polosson de Lyon est amené aux mêmes conclusions, par ses études anatomo-pathologiques de la vertèbre scoliotique.

Vincent de la même faculté, s'appuyant sur ses études cliniques est conduit à admettre la même pathogénie.

Dans la thèse de Deydier (1) (Lyon 1895 la nature rachitique de la scoliose essentielle est nettement posée, nous lisons en effet, page 45 : « Le rachitisme frappe tardivement la colonne, point du système osseux où le travail d'accroissement est à cet âge le plus intense ; il provoque un arrêt de développement des points osseux complémentaires en même temps qu'il ramollit tout le corps vertébral ; d'où production d'une incurvation la-

____

(1) *Rachitisme tardif. Etude anatomo-pathologique et clinique.* Thèse de H. Deydier (Lyon 1895).

térale sous une cause efficiente peu importante, torsion du rachis par développement inégal du corps de la vertèbre et persistance ou même accroissement de la déformation malgré la suppression de la cause mécanique. »

Plus loin, il conclut (page 59) « D'après la similitude clinique et surtout les recherches anatomo-pathologiques faites pour le *genu-valgum* et les déviations vertébrales, il nous paraît démontré qu'on se trouve dans ces cas en présence de manifestations du rachitisme tardif localisé. »

Gérardin (Lyon 1897), dans sa thèse intitulée : *Contribution à l'étude de l'anatomie pathologique de la scoliose,* s'exprime en ces termes: « Dans les corps vertébraux, le tissu osseux devient de plus en plus dense vers le bord concave, où il atteint son maximum de condensation. On y rencontre des ossifications exubérantes dont le siège de prédilection est du côté de la concavité. Ces ossifications peuvent être considérées comme la manifestation intime d'une maladie de l'os ».

Hoffa (*Orthopedische Chirurgie* 1898), dit qu'il est impossible d'expliquer la scoliose habituelle, sans admettre une prédisposition spéciale, un ramollissement anormal du squelette. Il y voit une sorte de rachitisme ou de maladie des os, qui aboutit à la sclérose du tissu osseux, comme le rachitisme des os longs. Il se fait en outre, dit-il, une apposition du tissu osseux nouveau du côté de la concavité, comme sur ces derniers.

Billroth, Albert de Vienne, d'après la marche clinique de la lésion et frappés de rencontrer souvent sur un même sujet des associations fréquentes de la scoliose avec d'autres lésions rachitiques, telles que pied plat, *genu valgum*, etc...., concluent nettement en faveur d'une affection rachitique.

En Italie, Salaghy (1), prétend que par ses études cliniques les plus récentes, il est forcé d'admettre qu'il n'y a aucune différence notable entre les scolioses habituelles et la scoliose rachitique. Il a vu, dit-il, des scolioses s'améliorer ou s'arrêter, puis tout à coup, sans cause apparente, s'aggraver, prendre une allure pour ainsi dire galopante. Pour lui, ces aggravations subites ne peuvent s'expliquer que par la recrudescence d'un rachitisme vertébral, endormi pendant quelque temps.

Enfin, nous invoquerons un dernier argument, preuve indirecte il est vrai, mais pourtant capable de montrer que la scoliose est le résultat d'une maladie spéciale, ayant un cours déterminé.

Il arrive en effet de rencontrer des scolioses à marche très rapide. En peu de temps elles aboutissent à des déformations énormes et malgré tout, continuent à progresser et à s'aggraver. Peut-on trouver la raison de ce processus, dans autre chose que dans un trouble profond du tissu osseux. Nous ne le croyons pas.

(1) *Archivio di Ortopedia* 1894-1895, p. 125.

Ainsi pour nous, la pathogénie de la scoliose doit trouver sa véritable explication dans une maladie intime du tissu osseux, qui n'est autre que le rachitisme.

Rachitisme tardif, si l'on veut, mais absolument identique à celui de la première enfance.

L'état général des jeunes filles est souvent atteint pendant l'évolution du rachitisme ; la croissance rapide leur amène à ce moment de la chlorose, de l'anémie, des troubles de la nutrition, qui coexistent avec l'établissement de la menstruation.

Une fois admis, que la scoliose essentielle est due à un ramollissement primitif et rachitique du corps vertébral, voyons comment les déviations se constituent et pourquoi elles adoptent presque toujours le même type.

L'action musculaire jointe à la pesanteur a une importance capitale dans la production des déviations rachitiques.

Le tissu osseux étant ramolli, il se produira pour la colonne vertébrale ce qui arrive dans les déviations rachitiques du tibia, où certains types de déviations se rencontrent presque toujours, sous l'action des mêmes groupes musculaires, comme l'a montré M. Frœlich. (1)

Au début de ce chapitre nous avons défini la scoliose des adolescents une inclinaison latérale

(1) Frœlich. — *Déviations rachitiques au tibia, in revue mensuelle des maladies de l'enfance.* 1898.

du rachis et une torsion en spirale des vertèbres. En réalité et anatomiquement il n'existe qu'une torsion en tire-bouchon d'où résulte naturellement dans certains segments, l'apparence de l'inclinaison latérale.

Par une comparaison assez juste, on peut se faire une idée exacte de la façon dont se produit cet enroulement de la colonne vertébrale autour de son axe vertical, enroulement que Hoffa, compare a celui de la vigne autour de son échalas.

Supposons que saisissant solidement un enfant par la tête et le bassin, nous le tordions avec force, en faisant décrire au tronc un mouvement de spire autour de son axe vertical ; il est naturel que nous aurons du côté du rachis deux aspects bien distincts. D'une part une véritable torsion des vertèbres autour de l'axe longitudinal, d'autre part une inflexion latérale.

Ces deux mouvements différents du rachis sont produits par deux groupes musculaires déterminés.

1° Les muscles intertransversaires qui inclinent le rachis de leur côté.

2° Les muscles épineux-transversaires qui lui impriment un mouvement de rotation de leur côté.

Ces groupes musculaires font sentir leur action à la colonne dorsale du côté gauche, au niveau des 6e, 7e, 8e, 9e et 10e vertèbres en général, du côté lombaire l'action se fait sentir à droite, tout le long de la colonne.

Pourquoi ces muscles agissent-ils presque toujours à gauche à la région dorsale et à droite à région lombaire?

Dans le premier cas on peut invoquer la courbure physiologique de la colonne vertébrale qui se trouve normalement inclinée du côté droit. On peut encore invoquer le passage de l'aorte à gauche, enfin la prédominence fonctionnelle du membre supérieur droit.

Dans le second cas, ce sont les attitudes vicieuses dans la position assise, prises par les enfants pendant les heures de classes ou de travaux à l'aiguille, qui peuvent expliquer la courbure lombaire gauche primitive.

SYMPTOMES

Il y a lieu de distinguer deux ordres de symptômes :

1° Les symptômes physiques ou extérieurs ;

2° Les symptômes fonctionnels.

I. — Symptômes physiques.

Le début de la scoliose des adolescents se fait toujours d'une façon lente et insidieuse. Le plus souvent, il échappe à l'attention des parents, et ceux-ci ne viendront consulter le chirurgien qu'à une période déjà avancée de la déviation. Ils sont tout d'abord frappés par ce fait que leur enfant présente une épaule ou une hanche plus haute que l'autre, suivant que la scoliose a commencé par la région dorsale ou la région lombaire.

Jusque là, on n'avait rien remarqué d'anormal. L'enfant, depuis quelque temps, semblait bien se tenir d'une façon défectueuse, mais on mettait ces attitudes sur le compte de la paresse ou de la nonchalance. A ce moment on est frappé de la déviation latérale d'un segment de la colonne vertébrale.

Au début, pour se rendre un compte exact du degré des déformations chez un scoliotique, il faut l'examiner avec un soin tout particulier.

Pour cela, on place le sujet en pleine lumière, debout, le corps droit, les bras pendant naturellement et dans une position absolument semblable. Le dos doit être découvert jusqu'au dessous des crêtes iliaques, les membres inférieurs appuieront également sur le sol, les talons bien rapprochés. De cette façon on peut examiner nettement la direction de la ligne des apophyses épineuses, la hauteur des épaules, la direction des omoplates, la saillie des muscles des gouttières vertébrales.

En faisant pencher le corps en avant, les bras fortement croisés contre la poitrine, on apprécie avec netteté, la forme des omoplates et des côtes, leur différence de courbure et de saillie, enfin la déviation des apophyses épineuses

On rendra cette dernière encore plus apparente par le procédé suivant :

Par la palpation, on détermine le sommet de chaque apophyse épineuse, qu'on marque à l'encre d'un trait ou d'un point. On a ainsi dessiné sur le dos du malade la courbure que décrit son rachis.

Nous verrons plus loin, l'intérêt qu'il y a à mesurer cette déviation et la méthode à employer pour obtenir cette mensuration.

Nous avons vu plus haut que le premier symptôme de la scoliose est une déviation latérale du rachis. Elle peut porter sur la totalité de la colonne vertébrale, elle est dite alors scoliose totale, mais le plus souvent, une portion seulement se trouve déviée.

La déviation apparue la première, est dite primitive ; celles qui se forment ensuite s'appellent courbures secondaires ou de compensation. Elles sont dues à l'effort que fait le malade, pour rétablir l'équilibre rompu par la première déviation.

Ces courbures secondaires peuvent devenir très considérables, au point qu'à un certain moment, il est impossible de dire quelle est celle qui survint la première.

La scoliose tire son nom de la partie du rachis où se trouve le sommet de la courbure primitive et du côté vers lequel il est dirigé. Ainsi, on appellera scoliose primitive dorsale droite, la déviation ayant débuté par la région dorsale, à sommet dirigé à droite.

Les auteurs ne sont pas d'accord sur la fréquence des différentes scolioses. Les uns, Eulenbourg, Bouvier, Kirmisson, prétendent que la scoliose primitive dorsale droite est celle qui se rencontre le plus souvent. A l'appui de leur affirmation, ils invoquent cette raison : la colonne dorsale appuyée sur le bassin et comprimée par la tête et les membres supérieurs, cède dans son

point le plus faible, représenté par la région
dorsale du rachis. La courbure, plus fréquente à
droite, est due au passage de l'artère aorte à
gauche, à la prédominance fonctionnelle du
membre supérieur droit, enfin, à l'existence de la
courbure physiologique du rachis à droite, dont
la scoliose ne devient que l'exagération.

D'après ce que nous avons pu constater à la
clinique de M. Frœlich, nous admettons les
mêmes données au sujet de la fréquence de la
scoliose dorsale droite. En effet, sur une trentaine
d'observations que nous avons recueillies, nous
n'avons relevé qu'une dizaine de fois le début de
la scoliose lombaire gauche.

Lorentz de Vienne, au contraire, admet la plus
grande fréquence de la scoliose lombaire gauche.

Cependant, M. Frœlich croit qu'il est facile
d'expliquer la divergence d'opinion des auteurs
par la difficulté qu'il y a souvent à localiser la
lésion primitive, localisation que souvent alors le
médecin fait, suivant son opinion préconçue.

Pour la description des symptômes, nous pouvons diviser les scolioses en quatre groupes bien
distincts :

*1° La scoliose primitive lombaire à convexité
gauche*, est caractérisée par une déviation des
dernières vertèbres dorsales et des vertèbres
lombaires. On remarque dans la région lombaire
une gibbosité plus ou moins apparente. Le
flanc gauche est soulevé, tandis que le flanc

droit présente un creux dont la profondeur est variable ; la saillie de la hanche de ce côté est plus appréciable qu'à gauche. La crête iliaque est plus élevée qu'à gauche, ou inversement.

Le triangle de la taille, c'est-à-dire le triangle formé par les contours du thorax, de la taille et de la face interne des bras pendant naturellement, est très réduit à gauche et plus étendu à droite. Quand la déviation est ancienne, il se produit une courbure de compensation de la région dorsale à convexité droite, avec gibbosité plus ou moins prononcée. A ce degré l'épaule droite s'élève, et la gauche s'abaisse.

Nous n'insistons pas sur la scoliose lombaire primitive à convexité droite. Les symptômes sont inversement les mêmes que ceux de la précédente.

Dans la scoliose primitive dorsale à convexité droite, la déviation répond le plus souvent à la partie moyenne de la région dorsale. La torsion des vertèbres produit une gibbosité costale très apparente, formée par la partie postérieure des côtes et l'épaule qu'elle soulève.

L'omoplate droite est projetée en arrière et devient saillante. Sa surface prend une direction presque antéro-postérieure, son angle inférieur est situé plus bas que le gauche, son bord spinal s'éloigne de la ligne médiane.

L'omoplate gauche est située plus profondément que la droite. Elle se place transversalement et se rapproche de la ligne des apophyses épineuses, surtout vers l'angle inférieur.

Le flanc gauche est déprimé et la hanche gauche est plus saillante que la droite.

En avant on observe une saillie de la région sous-claviculaire et de toute la région de l'hypochondre gauche. Le contraire se produit à droite. Les diamètres diagonaux du thorax ne sont plus égaux, il est allongé à droite, raccourci à gauche, de sorte que la coupe du thorax présente la forme d'un ellipsoïde oblique allongé. La mamelle du côté gauche est proéminente, celle du côté droit est affaissée : Redard dans plusieurs de ses observations a noté une véritable atrophie de la glande mammaire droite.

A un degré avancé de la maladie, il se produit une courbure secondaire de la région lombaire à convexité gauche. On note alors une saillie de la région lombaire gauche, le flanc de ce côté se relève, la hanche correspondante paraît s'enfoncer dans les parties molles.

Enfin le triangle de taille prend une forme allongée à gauche.

Quand il s'est formé une seconde courbure de compensation dans la région cervicale à convexité gauche, la colonne vertébrale prend la forme d'un S renversé. On a affaire à une triple déviation.

Dans ce cas la tête s'incline sur l'épaule droite, l'épaule gauche est plus élevée que cette dernière.

On observe alors un certain degré d'asymétrie crânienne et faciale, attribuable, pour les uns à la compression permanente des nerfs et des vais-

seaux, placés dans la concavité (Eulenbourg);
pour les autres, aux pressions exercées par le poids
de la tête sur un seul des condyles de l'occipital.
(Nicoladoni). Mais ce sont là des faits exception-
nels et particulièrement rebelles au traitement.

*La scoliose primitive dorsale à convexité gau-
che*, très rare (4 0/0 des cas) est juste l'inverse de
la précédente.

On note sur d'autres organes des symptômes
que nous indiquons brièvement.

Le bassin ne participe aux déformations vertébrales qu'à une période avancée des lésions et
lorsque la compensation ne s'est pas faite audes-
sus du sacrum. Dans ce cas le sacrum peut être
atrophié d'un côté, le bassin prend une forme
oblique, la symphise pubienne est déjetée sur le
côté.

Dans les cas avancés le bassin s'incline du côté
où se trouve la déviation la plus prononcée, à
droite dans les scolioses dorsales droites. La ligne
des épines iliaques ne correspond plus à l'horizontale. Leur niveau présente des différences
assez considérables. Nous verrons l'utilité qu'il y
a à mesurer ces différences de hauteur.

Du côté des membres on n'observe le plus souvent rien d'anormal.

Les ligaments vertébraux et costaux s'allongent
et s'amincissent du côté convexe, ils se raccour-
cissent et s'épaississent du côté concave.

Les muscles sont altérés dans les scolioses

anciennes, ils s'atrophient et dégénèrent du côté de la convexité, ils se rétractent au contraire du côté de la concavité.

La moëlle épinière n'éprouve aucun symptôme fàcheux.

Dans les cas très prononcés, les poumons peuvent être diminués de volume, surtout du côté convexe, la trachée, les bronches, peuvent être déviées et voir leur calibre rétréci.

Le cœur, le plus souvent, n'est pas déplacé ; pourtant, dans les scolioses gauches, on l'a vu s'hypertrophier. La crosse de l'aorte peut être moins longue que normalement. On a vu l'aorte se placer à droite du rachis dans les scolioses gauches.

On a rencontré des anomalies des artères carotides, des sous-clavières et des veines caves.

Enfin l'estomac, les intestins, le foie, les reins, peuvent être gênés dans leur fonctionnement quand la déviation est très importante. Mais ce sont là des faits que nous citons pour mémoire, car ils sont très rares et qui, lorsqu'ils existent, ne donnent plus prise à aucune thérapeutique.

II. — Symptômes fonctionnels

Les troubles fonctionnels que l'on observe au début de la scoliose sont assez vagues et peuvent être rapportés à l'état général du sujet ; chlorose et troubles de la menstruation chez les jeunes filles.

On note un état de langueur et d'amaigrissement, quelques troubles digestifs. Quand la déformation est établie, on note quelques douleurs au voisinage de l'épaule ou au niveau des côtes.

Redard a trouvé chez certaines jeunes filles des plaques d'hyperesthésie changeant de place et s'irradiant des régions lombaire et dorsale vers le thorax. Ces troubles sont mis sur le compte de l'hystérie. Quand les déformations sont très accentuées, on peut attribuer ces douleurs à la compression des nerfs.

A un stade encore plus avancé des déviations, on peut voir apparaître toute une série de troubles des viscères.

Le jeu du cœur, des poumons, est gêné par le rétrécissement de la cavité thoracique. Les sujets sont essouflés au moindre effort et sont particulièrement prédisposés aux affections bronchiques. On connaît la gravité des maladies broncho-pulmonaires chez les gibbeux.

La circulation étant gênée, on peut, dans certains cas, voir se produire de la cyanose, des palpitations, des tendances aux syncopes.

Les fonctions digestives peuvent être troublées par la pression exercée sur l'estomac et les intestins par les organes thoraciques refoulés.

Mais dans l'immense majorité des cas, les troubles fonctionnels sont nuls chez les scolioti-ques.

D'après la description des symptômes que nous venons de donner, on voit que le diagnostic de la scoliose n'offre aucune difficulté, quand les lésions sont bien établies. Mais au début on pourra éprouver quelque peine à se prononcer, lorsque la ligne des apophyses n'est pas encore déviée d'une façon sensible. Nous avons vu qu'il faudra examiner le sujet avec beaucoup d'attention.

Mais il ne suffit pas au chirurgien de savoir que la scoliose existe. Il faut qu'il connaisse exactement le degré des lésions, il lui faut la mensuration précise des diverses déformations, cela lui est nécessoire et pour le pronostic et pour le traitement de l'affection.

Les auteurs ont inventé de nombreux appareils permettant d'obtenir ces différentes mesures. Presque tous sont encombrants ou trop compliqués pour la pratique journalière ; aussi nous bornons-nous à citer le scoliosomètre de Miculiecz, de Barwell, de Schulthess, l'appareil de Zander, de Beely, le thoracographe de Schenk.

Avant de décrire la méthode qu'emploie M. Froelich pour obtenir les mesures qui lui sont nécessaires pour l'appréciation exacte de la scoliose, rappelons qu'ici encore la radiographie rend de grands services. Redard et Laran (Loc. cit) exposent comme suit les résultats de leurs recherches : « Dans les scolioses la radiographie a une très grande valeur pour l'appréciation sur le vivant, de la configuration et du degré d'affaissement des vertèbres. Grâce aux clichés radiographiques, on obtient la plupart des renseignements que l'on demande habituellement aux recherches anatomo-pathologiques. »

En employant des plaques photographiques assez étendues pour avoir la projection entière de de la colonne vértébrale, on aura l'image de toute la déformation qu'il sera ainsi facile de mesurer très exactement. Joachimsthal a mis en pratique ces principes dans la construction de son appareil, qu'il appelle radioscope mensurateur.

(Zeitschrift für Orthop. chirurgie 1898).

Cet appareil n'est autre chose qu'une plaque sur laquelle se trouvent tracées des lignes verticales et horizontales numérotées. En plaçant toujours, et le sujet et la plaque à la même distance et de la même façon, on obtient des images comparables entre elles et faciles à interprêter. On peut ainsi juger des effets du traitement en comparant les images radiographiques prises à différentes périodes.

M. Frœlich à sa clinique se contente de faire un certain nombre de mensurations, portant sur la déviation de la ligne des épines, sur la saillie de la gibbosité costale, sur la taille du sujet, enfin tout à fait exceptionnellement sur l'élévation de l'épaule.

Nous avons montré plus haut que la déviation de la ligne des apophyses épineuses est mesurée par la distance entre le sommet de la courbure vertébrale et l'axe vertical du tronc. On figure cet axe par un fil à plomb abaissé du sommet de la 7ᵉ vertèbre cervicale au sommet du pli interfessier, La distance entre le point culminant de la courbure et la ligne figurée par le fil à plomb est ce qu'on appelle *la flèche* de la déviation.

Disons pourtant que cette mesure n'est pas l'expression mathématiquement exacte du degré de la déviation, la colonne des corps vertébraux, sous l'influence de la torsion, se trouvant plus fortement déviée que la ligne des apophyses épineuses.

Pendant longtemps, pour mesurer la gibbosité des côtes, M. Frœlich a employé le procédé suivant.

Il prenait l'empreinte de la gibbosité costale avec le fil d'étain flexible.

En reportant cette empreinte sur du papier et en faisant la différence entre le coté droit saillant, et le côté gauche aplati, il obtenait *l'indice du thorax*.

Maintenant, il agit plus simplement, en mesurant avec le mètre à ruban, la distance entre l'axe du corps figuré par le fil à plomb et la ligne axillaire des deux côtés. La différence entre ces deux distances lui donne *l'indice du thorax*. Et, fait curieux, presque toujours ce chiffre est exactement le même que celui qu'il obtenait par le procédé plus compliqué du fil d'étain.

Schanz de Dresde (*Centralblatt für chirurgie*

1897. N° 38) a utilisé le premier la taille du malade pour mesurer les progrès accomplis dans la thérapeutique de la scoliose. Il est facile de justifier cette manière de voir ; elle repose sur ce fait qu'une tige courbe s'allonge lorsque la courbure se redresse.

Il existe des tableaux comparatifs de l'indice de croissance d'un sujet normal depuis 5 à 11 ans par mois. En prenant tous les mois la taille du scoliotique en traitement et en constatant que la courbe fournie se rapproche sensiblement de la normale, on peut en conclure que le scoliose s'améliore : Car il ne faut pas oublier que le scoliotique, abstraction faite de sa courbure, grandit moins vite qu'un sujet normal.

M. Frœlich a remarqué que pendant les prémières semaines d'un traitement intensif de la scoliose, la taille du sujet s'accroissait même au-delà de l'indice normal, tandis que dans les mois suivants le ralentissement s'accentuait.

Quelquefois, lorsqu'il est prononcé, il mesure ce que Phocas désigne sous le nom de triangle de taille. Nous avons dit plus haut ce qu'il faut entendre par là. Il est toujours symptomatique d'une courbure lombaire primitive ou secondaire. Il est plus ou moins excavé suivant l'intensité de la déviation.

L'élévation de l'épaule ne donne que rarement d'utiles points de repère.

En résumé nous voyons que la courbe des

épines, l'indice du thorax et la taille sont les trois chiffres essentiels dans l'appréciation des résultats du traitement de la scoliose.

Indépendamment de ces mesures tout à fait indispensables, il en est d'autres qui sont intéressantes à connaître. Nous avons vu que chez les scoliotiques, à un certain moment de la lésion, il se produit une inclinaison du bassin sur l'un ou l'autre côté ; pour l'apprécier M. Frœlich emploie les deux procédés suivants :

Sur le sujet dans la position verticale, les talons réunis, les bras pendants, il délimite avec le compas d'épaisseur les deux épines iliaques antéro-supérieures. Les branches du compas sont exactement maintenues en contact avec ces épines iliaques.

Sur les branches du compas ainsi maintenues, il place une règle en bois bien plane, munie vers son milieu d'un rapporteur, du centre duquel part un fil de soie.

Au moyen de ce fil, on marque la ligne qui va du centre du rapporteur à l'épine la plus haute. Puis, avec un niveau d'eau, on cherche à placer la règle dans la ligne horizontale passant par l'épine la plus basse. On obtient ainsi un angle formé par le fil et l'horizontale, angle dont les degrés évaluent l'inclinaison du bassin.

Un autre moyen plus simple consiste, le sujet étant dans la même position que ci-dessus, à mesurer la distance exacte qui va de chaque épine iliaque antéro-supérieure à la surface du sol. Cette ligne est figurée par un fil à plomb tendu de l'épine iliaque.

On obtient, en reportant sur un mètre, les longueurs ainsi obtenues, la différence, en centimètres de l'inclinaison d'un côté du bassin par rapport à l'autre, en supposant que les membres inférieurs soient égaux.

Cette mensuration a de l'importance, car nous verrons dans le traitement que, pour compenser cette incliuaison du bassin, il est souvent utile de faire porter un talon un peu plus élevé du côté où le bassin est incliné.

Les antécédents du malade empêcheront le clinicien de confondre la scoliose de l'adolescence avec d'autres scolioses, comme par exemple les scolioses nerveuses, cicatricielles (pleurétique ou à la suite de brûlures); avec la scoliose statique (raccourcissement d'un membre inférieur ou coxalgie). On ne la confondra pas non plus avec la scoliose décrite par Redard, et survenant chez les enfants à la suite de l'obstruction nasale par des végétations adénoïdes.

L'erreur sera facile à éviter entre la scoliose et le mal de Pott, celui-ci étant surtout caractérisé par une cyphose, et des douleurs vives au niveau des articulations vertébrales. D'ailleurs, le processus morbide dans ce dernier cas est tellement différent de celui de la scoliose qu'il est presque impossible de se tromper. Il est des cas cependant où le mal de Pott se manifeste par une inclinaison latérale et où une étude approfondie de tous les symptômes est nécessaire pour assurer le diagnostic.

Disons, pour terminer, que si le pronostic de la scoliose n'est jamais grave pour la vie de l'individu, il peut l'être au point de vue des déformations. Celles-ci auront d'autant plus de chances de guérir ou de s'améliorer que le sujet sera soumis plus tôt à un traitement rationnel et suivi. Car il est un fait certain, jamais la scoliose n'a guéri ou n'a diminué étant livrée à elle-même.

TRAITEMENT

En ces dernières années, le traitement de la scoliose a pris une très grande importance. Les rèsultats obtenus sont venus prouver aux chirurgiens, qu'appliqué d'une façon rationnelle et suivie, il amenait, dans tous les cas, sinon la guérison, au moins une amélioration notable.

Ce traitement est d'autant plus efficace, qu'il est commencé de bonne heure. Il doit être suivi pendant longtemps et avec persévérance, car les cures rapides et complètes sont exceptionnelles.

Les notions pathogéniques que nous avons exposées, nous montrent que la scoliose est lentement progressive. Il faut donc, autant que possible, commencer le traitement le plus tôt qu'on pourra. En outre, nous avons vu qu'à côté de la cause vraie, le rachitisme, existaient d'autres causes que nous pouvons regarder comme adjurantes. Aussi le traitement devra-t-il être préventif au début.

Tout d'abord on note chez l'enfant de légères imperfections dans la tenue, une tendance aux attitudes vicieuses. Il est de toute nécessité de combattre les premiers symptômes, afin d'éviter plus tard ces déformations considérables, contre lesquelles il sera difficile, sinon impossible de lutter.

Au moment de la croissance, au moment de l'établissement de la fonction menstruelle chez les jeunes filles, on surveillera avec soin la façon de se tenir.

A l'école, on combattra énergiquement la tendance qu'ont les enfants à prendre des attitudes vicieuses.

La question des sièges et des pupitres sera envisagée d'après les principes d'hygiène les plus rigoureux. Les classes seront de courte durée et interrompues par de fréquentes récréations.

Si l'enfant est myope, on corrigera cette anomalie de la réfraction par des verres appropriés. On surveillera les jeunes filles pendant les travaux de couture et les leçons de dessin et de piano.

Aux enfants employés aux travaux manuels, on évitera de faire porter des fardeaux trop lourds ou de faire des efforts trop répétés d'un membre supérieur.

Ces préceptes d'hygiène suivis avec rigueur, on évitera, dans bien des cas, des déformations du rachis.

La scoliose étant pour nous le résultat du rachitisme vertébral, le traitement général aura pour nous une grande importance. Nous aurons recours à une thérapeutique capable d'améliorer, de faire disparaître ce trouble de nutrition du tissu osseux.

Aussi nous conseillerons au malade un exercice modéré, le séjour à la campagne ou au bord de la mer.

L'hydrothérapie, les bains salés, notamment, nous seront d'un grand secours.

L'alimentation sera surveillée de près, elle devra être tonique et reconstituaute. Nous prescrirons l'huile de foie de morue et surtout les préparations arsénicales et au phosphate de chaux.

Toutes ces conditions étant remplies, et si la scoliose continue à progresser, ou si on se trouve en présence de déformations bien établies, il est de toute nécessité de soumettre le malade au traitement orthopédique par la gymnastique médicale et les exercices de redressement.

Les moyens proposés pour le traitement sont innombrables, ils se rapportent en général à deux principes essentiels :

a) Extension de la colonne vertébrale ;

b) Pression exercée sur la gibbosité.

Passons rapidement en revue ces nombreuses méthodes.

Au XVIIe siècle, Glisson préconise l'extension dans la position verticale. Il suspendait le malade par la tête et par dessous les bras. Nuk, Heuermann eurent recours au même moyen.

Heister, Levacher, Scheldrake, essaient de

combiner l'extension avec des appareils portatifs, permettant l'extension pendant la journée. (Croix de Heister).

Levacher, en 1768, présente à l'Académie un appareil se composant d'une tige de fer, jouant à l'aide d'une crémaillère dans une douille en cuivre. Le jeu de la crémaillère tendant à éloigner l'une de l'autre les deux extrémités de la tige, la colonne vertébrale est soumise à une traction continue.

Portal et Scheldrake construisent des appareils à peu près semblables, mais portant des béquillons sous les aisselles.

L'extension dans la position verticale est bientôt laissée de côté et on donne la préférence à l'extension dans la position horizontale. C'est le temps des lits orthopédiques. Ces lits se composent en général : d'un plan résistant horizontal ou oblique, de moyens d'extension et de contre-extension sur la tête, enfin de pressions latérales au moyen de palettes à vis, de pelotes.

Duvernay propose le décubitus horizontal, auquel Venel (1778) ajoute l'extension et les pressions latérales. Dans ce lit l'extension était faite sur la tête et sous les aisselles, la contre-extension sur le bassin.

Milly introduit en France l'appareil de Heine de Wurtzbourg.

Les lits orthopédiques sont très nombreux ; citons ceux de Schaw, Delpech, Jalade-Lafont,

Bouvier, Guérin, Bigg, tous sont basés sur les principes énoncés plus haut.

Pravaz, Beely, Lorentz, combinent à l'extension les pressions latérales au moyen de pelotes sur le thorax et le bassin.

Becly a construit un lit où, à l'aide de courroies convenablement disposées, il agit contre la torsion du rachis. Lorentz aussi a proposé un lit à détorsion.

Behring a imaginé un appareil qu'on peut adapter à tout lit solide. Il est essentiellement composé d'une ceinture pelvienne solide et de pelotes pouvant se déplacer facilement.

Si théoriquement, ces appareils paraissent avoir une sérieuse importance dans le traitement de la scoliose, pratiquement les résultats qu'ils donnent sont tout à fait illusoires ou peu constants.

Le plus souvent ils sont fort compliqués, d'un maniement difficile. Les pressions sur les giblosités sont douloureuses ; l'immobilité permanente n'est pas supportée par les enfants, en outre, quand elle est prolongée, elle a une très mauvaise influence sur la santé générale des malades et sur le système musculaire en particulier qui devrait au contraire être raffermi.

Nous verrons plus loin comment on peut conseiller le décubitus dorsal sur un lit dur.

En ces dernières années on est revenu à l'extension verticale préconisée autrefois par Glisson.

Lee de Philadelphie et Sayre de New-York,

vulgarisent cette méthode. La suspension se fait à l'aide d'un appareil prenant ses points d'appui sous l'occiput, sous le menton et sous les épaules. Au moyen d'une corde, passant sur une poulie, on soulève doucement le malade, jusqu'à ce que la pointe des orteils quitte le sol. Pendant cette suspension le poids du corps redresse les courbures rachidiennes.

Sayre ajoute à cette méthode le port d'un corset plâtré, moulé sur le tronc du malade pendant la suspension. En ces dernières années les auteurs ont proposé de nombreux corsets pour combattre la scoliose. Ces corsets agissent, d'après eux, par pression par extension et par détorsion.

Bouvier, Bouland, Staffel, ont imaginé des corsets agissant sur les gibbosités par pression et contre-pression au moyen de pelotes à ressort ou à vis. Des courroies et des tiges rigides diversement combinées servent à redresser le tronc et à modifier son inclinaison.

La ceinture de Hossard est un corset dans lequel on produit une pression unique, très forte, agissant sur le thorax dans un seul sens, de façon à renverser les courbures par inclinaison.

Dans les corsets avec extension et soulèvement du tronc, on obtient ces deux résultats au moyen de béquillons axillaires, prenant leur point d'appui sur une ceinture pelvienne.

Des pelotes, coussins, plaques métallique, sont chargés de parer aux diverses déformations. Citons ceux de Bigg, Bouvier, Panas.

Enfin, Wolfermann, de Strasbourg, a imaginé un corset capable de lutter contre la torsion du rachis. Il se compose essentiellement de deux parties bien distinctes. Une portion thoracique, une pelvienne, pouvant se mouvoir indépendamment l'une de l'autre. D'après son inventeur, ce corset agit à la fois et contre l'inclinaison latérale et contre la torsion du rachis. Mais comme celle de tous les corsets son action n'est qu'illusoire.

Disons pour finir que ces corsets sont en plâtre, en bois, en coutil ou en cuir moulé.

Avec la plupart des auteurs, nous pensons que l'action curative des corsets est presque nulle. Leur rôle n'est que secondaire, ils ne peuvent rien redresser, mais ils seront utiles pour maintenir les résultats obtenus par d'autres moyens.

Phocas, de Lille, dit à propos d'eux : « Nous ne les considérons pas comme des appareils redresseurs de la scoliose, mais simplement comme des tuteurs destinés à alléger la colonne vertébrale du poids du corps et à maintenir le redressement obtenu par les autres moyens de redressement. »

Souvent, dit Redard, les corsets n'agissent qu'en rappelant au scoliotique qu'il doit se tenir dans une position redressée. C'est aussi l'avis de Saint-Germain, Kirmisson, qui ne voient dans le corset qu'un moyen adjuvant, permettant de soutenir le rachis, dans l'intervalle des séances de traitement. Nous verrons comment M. Frœlich l'utilise chez ses malades.

Citons encore parmi les différents modes de traitement préconisés dans la scoliose, la myotomie et la ténotomie, surtout en honneur à l'époque de Stromeyer et Diffenbach.

Ces deux opérations n'ont jamais rien donné dans la scoliose et Bouvier, en 1842, les apprécie en ces termes : « L'expérimentation clinique fait voir que la section des muscles du dos est tout à fait sans influence sur le redressement de la courbure latérale. »

Disons encore quelques mots des exercices de gymnastique, du massage et de l'électricité appliqués au traitement de la scoliose.

De nombreux auteurs, pour fortifier l'état de santé du malade conseillent la gymnastique générale. Les appareils le plus employés sont les barres parallèles, le reck, le trapèze, l'échelle orthopédique. De Saint-Germain recommande particulièrement la natation.

La gymnastique suédoise a trouvé de nombreux partisans, Busch, Eulenbourg, Roth, Zander, Bouvier, ont indiqué les très nombreux mouvements à appliquer aux différentes scolioses. Ces exercices peuvent rendre de réels services, mais à condition d'être surveillés avec soin par le chirurgien.

Le massage a des partisans convaincus ; Lehair, Mosengel, Landerer, prétendent en avoir obtenu des résultats excellents. Kœlliker et Motta, en 1888, ont communiqué les résultats qu'ils ont obtenus dans 50 cas de scolioses traitées par la gymnastique et le massage. Ils auraient observé la guérison dans presque tous les cas.

L'électricité a été employée, elle sert à tonifier et à renforcer les muscles au voisinage des courbures.

Nous avons rapidement parcouru les nombreuses méthodes proposées pour le traitement de la scoliose. De nos jours, ce traitement est fait d'une façon plus rationnelle et plus en rapport avec les données pathogéniques par les différents auteurs. Kirmisson, Phocas, Redard, à l'étranger Schulthess et de nombreux chirurgiens ont des cliniques parfaitement outillées contre la scoliose. Nous nous bornerons à décrire le traitement tel que le fait M. Frœlich à sa clinique, celui-ci étant surtout éclectique au point de vue des différents moyens à employer.

Par nos études pathogéniques et étiologiques, nous avons vu que la scoliose est le résultat d'un rachitisme, qu'elle se forme lentement. Aussi, la thérapeutique doit remplir les indications du traitement des déviations rachitiques des membres et varier suivant les différentes périodes de la maladie.

Pendant la première période, celle du ramollissement des os, la déviation est à peine perceptible, elle disparaît spontanément par le décubitus dorsal ; en ce cas, il faut soustraire la colonne vertébrale à l'action déformante de la pesanteur et à celle des groupes musculaires qui favorisent et provoquent la déviation.

Les deux conditions suivantes répondront largement aux nécessités du traitement :

Le décubitus dorsal prolongé sur un plan résistant (matelas dur), pendant les douze heures de nuit et pendant une heure au milieu de la journée.

Des mouvements d'inclinaison du tronc en avant et en arrière, l'enfant étant assis sur le plancher, pour développer synergiquement les muscles des gouttières vertébrales et du thorax, enfin des exercices de suspension à la barre fixe. Mais cette période est de courte durée et nous l'avons vu, elle échappe le plus souvent à l'observation des parents.

Nous avons alors la deuxième période, celle des déformations évidentes. La taille se modifie, une hanche est plus saillante que l'autre, si la scoliose lombaire est la difformité primitive, ou bien l'épaule droite devient plus forte si c'est la scoliose dorsale qui ouvre la scène.

La torsion en spirale est désormais un fait accompli. Elle n'est pas encore définitive et le traitement pourra encore y porter remède.

Aux indications thérapeutiques précédemment établies, il faudra ajouter une gymnastique propre à redresser et à détordre le rachis. Ce résultat est obtenu au moyen de mouvements et d'appareils que M. Frœlich applique dans l'ordre suivant dans la salle d'orthopédie de l'hôpital civil. Ils peuvent se diviser en trois groupes :

1° mouvements passifs de redressement.

2° mouvements actifs de redressement.

3° redressement forcé.

Nous empruntons au travail qu'il vient de faire paraître dans la revue médicale de l'Est, la majeure partie de la description que nous allons entreprendre.

I. — Mouvements passifs de redressement

1° L'échelle orthopédique (fig. 1). C'est une échelle à échelons inégalement placés à droite et à gauche. L'enfant s'y suspend la main gauche à un échelon plus élevé que la main droite; cette suspension redresse la colonne vertébrale incurvée à droite et la pression de la ¡partie médiane saillante de l'échelle repousse la gibbosité et aide à la détorsion du rachis. Le malade est exercé à monter et à descendre l'échelle en l'aidant un peu. L'interposition de la main du médecin entre le dos et l'échelle augmente la force du mouvement de détorsion.

2° L'échelle de Doléga (fig. 2 et 3), remplit le même but. Elle est composée de deux fragments d'échelle ordinaire. Le fragment supérieur est mobile autour d'une charnière et peut être incliné en arrière jusqu'à angle droit. Le fragment inférieur monte et descend dans une glissière et porte sur son échelon le plus élevé un coussin rembourré.

On peut l'utiliser de deux manières : tantôt l'enfant (fig. 2.) place son dos contre le coussin, les deux fragments de l'échelle étant complètement rapprochés ; les mains saisissent le plus haut échelon qu'elles peuvent atteindre. On incline alors le fragment supérieur de l'échelle en arrière, les pieds de l'enfant quittent le sol et tout le poids du corps appuie sur la gibbosité.

Quand les deux échelles arrivent à former un angle droit, on fait de nouveau basculer le fragment supérieur en avant et ainsi de suite. La petite malade par cette manœuvre fait une forte extension de la colonne vertébrale et en même temps refoule la gibbosité ; elle se scie le dos.

Dans un deuxième exercice (fig. 3), le fragment inférieur de l'échelle est descendu suffisamment pour que l'enfant assise sur une chaise puisse embrasser solidement avec son aisselle droite le coussin et y appuyer son dos, pendant qu'avec la main gauche portée en haut et en arrière elle saisit l'échelon le plus élevé qu'elle peut atteindre, et reste dans cette position.

Les mêmes résultats sont obtenus par le *rouleau de Lorentz* (fig. 4) Cet appareil se compose de deux poteaux verticaux longs de 1^{m}20 et séparés l'un de l'autre par une distance de 1^m. Entre ces deux montants verticaux est placé un cylindre rembourré et recouvert de cuir, au moyen de chevilles on peut placer le rouleau à des hauteurs variables. L'appareil est complété par une corde avec poignée, fixée au sol par un anneau.

L'enfant debout et placé de côté embrasse solidement sous son aisselle droite le rouleau, se penche
en arrière, saisit de la main gauche la corde, et
appuie de plus en plus sur sa gibbosité.

Dans ce cas, comme le fait remarquer Lorentz,
le tronc scoliotique est pour ainsi dire pendu sur
la gibbosité des côtes. Le redressement se produit
avec une force égale au poids total du corps. Le
chirurgien peut encore exercer une pression verticale qui se transmettra à la gibbosité, en appli-
quant à plat avec plus ou moins de force sa main
droite sur le côté du thorax opposé à la déviation.
Il aidera ainsi au redressement et à la mobilisation des parties déformées.

Cette suspension latérale a une grande action
sur la forme du thorax.

Elle agit d'une façon énergique en mobilisant et
en relachant les articulations vertébrales ankylo-
sées et rigides ; elle redresse les côtes déformées.

Dans la suspension verticale par *le gibet de
Schmitt* (fig. 5), l'extension est exercée sur la
colonne vertébrale par le poids du bassin et des
membres inférieurs. Cet appareil est composé
d'un petit casque métallique en forme de croix.
Chaque branche de la croix porte une courroie dont
l'une passe sous le menton et l'autre sous la
nuque de l'enfant. Au sommet du casque se trouve
une poulie. Une corde, après avoir passé dans
cette poulie, se refléchit sur deux autres poulies
fixées au plafond, et se termine à ses extrêmités

par deux poignées que saisit l'enfant, et au moyen
desquelles il se suspend par la tête. Dans la suspension horizontale *par la ceinture de Barwell*
(fig. 6), une pression est en outre exercée sur la
gibbosité. Cette ceinture est la ceinture de gymnastique ordinaire, à l'anneau de laquelle on a
fixé une corde terminée par une poignée. Cette
corde passe sur une poulie fixée au plafond.

L'enfant met la ceinture sous les aisselles, l'anneau sous l'aisselle gauche, puis se couche sur le
côté droit; avec la main il saisit la poignée et se
soulève, la tête et le bassin restant sur le sol, le
côté droit (où se trouve la gibbosité) seul s'élève.

Avec cet appareil la courbure est redressée et
se produit même en sens inverse. Barwell a cité
des cas dans lesquels, une amélioration rapide se
produisit et où il obtint la rectitude complète au
bout de treize mois de traitement.

II. — Mouvements actifs de redressement

Les mouvements actifs de redressement deman-
dent de la part du malade un certain effort volon-
taire qui a pour but de fortifier les groupes musculaires faiblissants et d'augmenter la puissance
de tous les muscles des gouttières vertébrales et
du thorax, de façon que leur action devienne
synergique et contribue à maintenir droite la
colonne vertébrale.

L'appareil à traction à poids variables (fig. 7),
permet d'exercer la plupart des muscles du rachis
et de ses annexes, soit isolément, soit simultané-
ment. Cet appareil se compose d'une corde à
poignée glissant sur des poulies et portant des
poids que l'on peut varier à volonté.

L'appareil est double, un pour chaque main, et
chaque moitié est fixée à une petite distance de
l'autre et parallèlement à lui contre un montant
en bois ou contre le mur.

Deux exercices sont utiles dans la scoliose.
Dans le premier la main gauche seule manœuvre,
en tirant des poids qui soulèvent la main gauche
au maximum, tirent sur l'épaule correspondante
et redresse le rachis (fig. 7).

Dans le deuxième exercice, les deux mains
manœuvrent parallèlement, la gauche tirant des
poids plus lourds que la droite. Pour rendre plus
utile encore cet exercice, M. Frœlich a placé entre
les deux appareils une tige métallique, perpendi-
culaire au mur ou aux montants en bois qui portent l'appareil. Cette tige porte une pelote qui
vient se placer sur la gibbosité dorsale.

Pendant que l'enfant travaille, fortifie ses muscles thoraciques et redresse sa colonne vertébrale,
il exerce encore une pression très active sur la
gibbosité.

En 8 et en 9 sont figurés des mouvements actifs
très utiles pour fortifier les muscles et redresser
en même temps le rachis.

Figure 8, l'enfant place brusquement sa main gauche sur le derrière de la tête, le coude en arrière, et la main droite sur la gibbosité costale. Ce mouvement redresse la scoliose.

Il en est de même (fig. 9), quand l'enfant glisse sa main gauche le long de la *tige orthopédique* le plus haut qu'elle peut, tandis que la main droite appuie fortement sur le côté droit.

Dans un article de la presse médicale (11 mars 1899), Hoffa décrit les exercices de redressement actif qu'il fait exécuter à ses malades.

Il part de ce principe que la colonne vertébrale d'un scoliotique perd ses courbures physiologiques autéro-postérieures, qui donnent à la colonne normale un léger degré de cyphose dans la région dorsale et un certain degré de lordose dans la région lombaire.

« Il faut, dit-il, mobiliser, descolioser pour ainsi dire, le rachis déformé et quand le rachis sera devenu mobile, il faudra le fixer dans une attitude opposée à l'attitude pathologique. En fixant le rachis dans une attitude statique contraire à celle de la scoliose, on permet aux vertèbres comprimées de se développer normalement et de corriger l'attitude vicieuse. »

Hoffa obtient cette mobilisation de la colonne vertébrale par la gymnastique et le redressement modelant.

Hoffa lorsqu'il avance que tous les scoliotiques ont le dos plat, exagére sa proposition, car nous avons vu et la plupart des auteurs l'ont constaté, que les scoliotiques peuvent présenter un certain degré de cyphose dorsale. De ce fait découle un principe en chirurgie orthopédique, les scoliotiques a dos ronds sont plus curables que ceux qui ont le dos plat.

Hoffa recommande des exercices de gymnastique à peu près semblables à ceux que M. Frœlich fait exécuter à ses malades et que nous figurons en 8 et en 9.

Lorsque la mobilisation du rachis est obtenue, Hoffa fait porter à ses malades un appareil platré destiné à maintenir la position corrigée.

D'autres mouvements actifs sont exécutés au moyen de la *roue orthopédique* (fig. 10). M. Frœlich se sert à cet effet du volant et de la manivelle de son *appareil mobilisateur général des articulations*.

La manivelle de cette roue est placée à une hauteur telle que l'enfant est obligé de donner de toute sa taille pour la saisir de la main gauche. La manivelle porte à son extrémité un anneau mobile dont le bord inférieur est à une hauteur moindre que l'axe de la manivelle ; ce bord est saisi de la main droite, et l'enfant, ainsi placé, fait tourner la roue. Les mouvements qu'il exécute actionnent les muscles du rachis et du thorax, et le dispositif précédemment indiqué redresse en même temps la courbure à convexité droite.

La roue orthopédique a été préconisée par

Heiser de Strasbourg, en 1835 (Heiser, thèse de Paris, 1897), Mais celui-ci ne la construisit que d'après des idées toutes empiriques. Il y a loin de son emploi par le chirurgien strasbourgeois, à l'emploi qu'en fait M. Frœlich à sa clinique. Heiser, dans son ouvrage « *Supplément de Gymnastique orthopédique et médicale* », explique comme suit les raisons qui le conduisirent à adopter la roue orthopédique dans le traitement de la scoliose. « Aux portes de Strasbourg, on ne peut pas manquer de rencontrer des ateliers de corderie. Je ne tardai pas à m'apercevoir, à mon grand étonnement, que, sur dix individus exerçant cette industrie, il y en avait huit affectés de gibbosité vers l'épaule droite. Je voulus en savoir la raison. Je questionnai ces hommes sur leurs habitudes et j'appris que les débutants, dans les deux ou trois premières années d'apprentissage, c'est-à-dire à l'âge de dix à treize ans, celui de la plus forte croissance, étaient obligés de tourner une grande roue, et je remarquai que pour ce travail, ils se servaient ordinairement de la main droite. J'en conclus que ce devait être la cause des difformités que j'avais observées. Mes réflexions sur ce sujet me conduisirent bientôt à penser que le même exercice pratiqué du bras gauche et accompagné de l'immobilité aussi complète que possible du bras droit, devait produire l'effet contraire. Telle est l'origine des exercices de roue dont je donne le détail dans mon ouvrage ».

Cette roue porte une manivelle pouvant se mettre à toutes les hauteurs, qui permet au malade, en la tournant, de porter l'action tantôt sur une partie du rachis, tantôt sur une autre.

L'effort musculaire est en rapport avec le poids qui opère une pression sur la roue et qui peut être graduée. (Heiser, 1897, *loc. cit.*).

III. — Redressement forcé.

Lorsque la scoliose a passé à la période d'éburnation, ce que nous montre l'âge de la lésion et l'examen radioscopique, il est nécessaire d'avoir recours, en outre de tous les procédés thérapeutiques décrits au *redressement forcé*.

Le cadre à extension de Beely, et le lit à extension avec pressions manuelles sur la gibbosité répondent à ce but.

Le cadre de Beely, qui a été plus ou moins modifié par tous les auteurs qui l'ont adopté, se compose d'un cadre en bois massif fixé au sol par un de ses bords (fig. 11 et 12). Ce cadre porte vers sa partie inférieure une sorte de pince pelvienne en métal matelassé, au moyen de laquelle on saisit et on immobilise le bassin de l'enfant. Puis, au moyen de la suspension de Sayre, on prend la tête et les aisselles, et on exerce une traction lente et continue sur la colonne vertébrale. Un dynamomètre indique la force déployée :

on voit le rachis se redresser et la gibbosité dimi-
nuer. Lorsque le maximum d'extension est obtenu,
30, 40, 50 et 60 kilogrammes, on exerce encore
par l'intermédiaire d'un croissant en fer matelassé et de courroies, une pression sur la gibbosité. L'enfant reste de 5 à 10 minutes dans cette
position, celle-ci est pénible au début lorsque le
rachis n'est pas encore mobilisé et assoupli, et
quelquefois des tendances syncopales et nau-
séeuses se produisent. Jamais nous n'avons vu
d'accidents sérieux s'en suivre. Une seule fois,
parmi les trente malades soumis au traitement de
la scoliose à la clinique de M. Frœlich, nous avons
vu se produire une légère syncope. Et contrairement à l'opinion de M. de Saint-Germain, nous
croyons à la pleine efficacité de ce moyen de
redressement de la colonne vertébrale. Celui-ci,
en effet, dans sa *Chirurgie orthopédique* (page
323), fait de sérieuses critiques de cette méthode.
Outre la syncope qu'il dit avoir vu souvent se
produire, il a vu l'extension dans la position verticale amener chez une jeune fille une
douleur persistante tellement vive dans la
région cervicale du rachis, qu'il put craindre une
lésion sérieuse et dut interdire cette manœuvre.
Nous avons vu que jamais nous n'avons eu à
constater ces accidents à la clinique de l'hôpital
de Nancy.

Dans la même séance et avec le même appareil,
M. Frœlich essaie d'obtenir la détorsion du rachis.

Pour comprendre cette manœuvre, il faut se rappeler que tout le haut du corps est porté vers la droite dans la scoliose et que la colonne vertébrale a en plus, subi un mouvement de torsion vers la droite.

Pour détordre le rachis ou le tordre en sens inverse de la difformité, l'enfant reste dans le cadre de Beely, le bassin complètement immobilisé par la pince, la tête reste soumise à une légère traction, tandis que les bras sont libres et se portent, la main droite fortement en avant et en haut vers une poignée qu'elle saisit, et la main gauche fortement en arrière et en haut où elle se fixe. Le haut du corps se tord donc vers la gauche (fig. 12).

Sur le *lit à extension* (fig. 13), M. Frœlich obtient une extension forcée horizontale. L'enfant couché sur le côté droit est fixé par les pieds à une extrémité du lit, par les bras et la tête à l'autre extrémité. Au moyen d'une vis l'extension est poussée au maximum : puis un cylindre matelassé est glissé sous la gibbosité et l'opérateur exerce des pressions manuelles sur le côté opposé du thorax.

Ces manœuvres sont quelque peu douloureuses, mais jamais intolérables. Il n'est pas rare d'entendre des craquements qui indiquent la rupture de quelques ligaments ou fibres déjà rétractés ; ces craquements ressemblent à ceux de la rupture des ankyloses articulaires.

Lorsque le rachis a récupéré une certaine mobilité, les mouvements actifs et passifs décrits plus haut trouvent leur utilité, sans qu'il faille abandonner encore le cadre de Beely et le lit orthopédique.

Après trois semaines de ces séances soit quotidiennes soit tri-hebdomadaires, on est fréquemment surpris de voir une grande amélioration de la scoliose se produire. Il est utile de pouvoir contrôler d'une façon certaine les résultats obtenus par le traitement. Nous avons exposé plus haut les mensurations que M. Frœlich se contente de prendre pour arriver à ces résultats, nous avons aussi parlé des méthodes de Schanz, de Dresde, et de Joachimsthal, qui nous paraissent très simples, tout en donnant des renseignements très précis.

Nous venons de décrire tel que M. Frœlich l'applique à sa clinique le traitement de la scoliose des adolescents. Quelle doit être la durée de ce traitement? Nous avons vu que la scoliose est un ramollissement des os qui évolue comme le rachitisme, mais avec cette différence que la période d'éburnation est très tardive et ne se produit qu'au moment où la croissance est complète, c'est-à-dire vers la vingtième année. Il faut donc, durant tout le temps pendant lequel la colonne ne peut se tenir par ses propres forces et est sollicitée aux déviations par l'attitude des malades, leurs muscles et la pesanteur, réagir contre ces facteurs de la difformité.

Le traitement de la scoliose tel qu'il est entendu par M. Frœlich, doit commencer sous la surveillance du médecin et au moyen des appareils spéciaux que nous avons décrits, pendant un mois environ. Durant ce temps, les ankyloses déjà formées ont pu être rompues et la colonne rendue souple

Après un mois de traitement fait d'une façon rigoureuse, les malades peuvent rentrer chez eux et doivent continuer un certain nombre d'exercices simples et faciles à exécuter, tels que : échelle orthopédique, ceinture de Barwell, rouleau de Lorentz, roue orthopédique, gibet de Schmitt et mouvements actifs de redressement des figures 7 et 8 ; et cela tous les jours pendant une demi-heure environ.

Les conseils que nous avons cru utile de donner dans la première période, continuent à être appliqués, décubitus prolongé et exercice au grand air. On surveillera l'attitude des enfants à table et en classe. On les rendra attentifs à prendre un maintien correct. Enfin, comme nous l'avons dit plus haut, on ne négligera pas les soins hygiéniques et reconstituants que comportent leur âge et leur période de croissance et de formation.

Il sera utile en outre, tous les six mois ou tous les ans, de faire contrôler par le chirurgien les résultats obtenus et de soumettre l'enfant de temps à autre aux moyens plus énergiques dont on dispose à la clinique.

Ici se place la question du *corset orthopédique*. Nous ne redirons pas les nombreuses critiques qu'il y a lieu de faire au sujet de ces appareils.

Pour M. Frœlich, leur rôle est tout à fait secondaire et même nuisible quand ils ne sont pas judicieusement appliqués. Néanmoins, ils peuvent être utiles et leur emploi doit être fait de la façon suivante :

Quand, après un traitement intensif de quelques semaines, les scoliotiques doivent retourner chez eux, à la clinique de Nancy on leur construit un corset en plâtre et en feutre amovible, qui moule le corps et fixe le redressement et l'allongement du rachis obtenu par les différents exercices. Ce corset se porte le jour seulement.

Puis, après quelques mois, lorsque la bonne attitude est devenue définitive, M. Frœlich prescrit le corset orthopédique (en cuir et en fer) avec ceinture pelvienne, béquillons axillaires et plaque dorsale. Il a toujours soin de faire mouler la portion pelvienne pour que ce corset ait un point d'appui utile, et de même la partie saillante de la gibbosité sur laquelle une pression légère doit être exercée.

Les appareils et la méthode de traitement que nous venons de décrire suffisent largement à la cure de la scoliose dans la pratique journalière. Les auteurs, en ces derniers temps, ont décrit d'autres appareils qui, nous l'avouons, peuvent rendre de réels services, mais n'échappent pas à certaines critiques.

Redard, de Paris (12ᵉ congrès de chirurgie, Moscou), a présenté un levier portant une pelote en croissant destinée à presser sur la gibbosité costale. A l'aide de cet instrument qui porte un bras de levier très long, on peut développer une force considérable. La pression au moyen de cette pelote, d'après Redard, peut être mesurée et est longtemps supportée par le malade. On agit non-seulement sur le thorax du sujet, mais encore l'action se fait sentir sur la déviation et les ankyloses des vertèbres.

Malgré tous ces avantages, ce procédé nous semble trop brutal, pouvant entraîner de graves accidents. Il ne remédie pas à la gibbosité d'une façon plus parfaite que le rouleau de Lorentz ou le cadre de Beely.

La mobilisation et la détorsion de la colonne vertébrale sont obtenues par Schulthess de Zürich d'une façon plus élégante et peut-être plus mathématique par les deux appareils qu'il a fait construire. Les principes essentiels de ces appareils sont les suivants (1) : Pour imobiliser la colonne vertébrale, le bassin est saisi dans une pince pelvienne, les aisselles et le cou sont saisis par une suspension de Sayre, en même temps qu'une pelote vient presser sur la gibbosité costale. Les jambes et le bassin de l'enfant sont immobiles, tandis que la suspension et la pelote de la gibbo-

(1) *Zeitschrift für orthop. chirurgie,* 1898. B. V. **2** et 3, page 196.

sité sont attachées à une tige verticale, mobile
autour d'un pivot placé perpendiculairement à
hauteur du sacrum. Cette tige porte en bas un
poids variable. L'enfant porte le haut du corps à
droite et à gauche et déplace dans ce mouvement
le poids dont nous venons de parler. Ces mouvements gênés par le poids, par la pelote de la
gibbosité et par la suspension de Sayre, mobilisent
petit à petit le rachis.

Dans l'appareil à détorsion, Schulthess saisit le
bassin de l'enfant dans une pince pelvienne, tandis que les aisselles et la tête sont fixées par une
suspension de Sayre rigide ; une pelote presse
également sur la gibbosité. La tige qui porte la
suspension de Sayre et la pelote de la gibbosité
est mobile autour de son axe vertical ; la rotation
est obtenue par une corde terminée par un poids
variable et passant sur des poulies, attachée au
sommet de la tige qui porte la suspension. Suivant que l'on augmente ou diminue ce poids, la
détorsion est plus ou moins intense.

Ces deux appareils sont très ingénieux et très
utiles, mais leur supériorité sur nos moyens plus
simples précédemment décrits n'est pas suffisamment établie pour compenser leur complica-
tion trop grande et leur prix trop élevé.

Dans une thèse récente, le Dr Georges (1) défen-
dant les idées de M. Piéchaud préconise dans

____

(1) *Du lit plâtré dans le traitement des scolioses graves chez les
tout jeunes enfants.* Bordeaux 1899.

certains cas de scolioses graves le lit plâtré. Il s'agit tout simplement d'une moitié de corset plâtré très épais, moulé sur l'enfant un peu redressé et comprenant, outre le thorax, les fesses et la tête.

Lorsque l'appareil est sec, on coule du plâtre dans les creux correspondant à la gibbosité, puis on y replace l'enfant, que l'on fixe dans cette position uniquement pour la nuit.

Cet appareil nous paraît beaucoup trop compliqué ; de plus, il gêne nécessairement la respiration et constitue un instrument de torture, difficile à supporter, d'ailleurs inutile lorsque l'enfant est couché, les courbures de la colonne vertébrale ayant alors peu de tendance à s'accentuer.

On se souvient peut-être aussi de l'opération tentée par Volkmann, qui a réséqué, comme pour un Estlander, toutes les côtes saillantes. Inutile d'insister sur ce qu'une telle opération a d'inopportun et de dangereux.

Que faut-il penser, d'autre part, de l'enchevillement des apophyses transverses du côté de la convexité préconisé et exécuté par Chipault ? Pour peu que l'on connaisse l'anatomie pathologique de la scoliose, on se rend compte de l'entière inutilité de cette intervention ; l'inclinaison de la colonne postérieure (épines et apophyses transverses), étant relativement peu de chose, la torsion de la colonne antérieure (corps vertébraux) et la gibbosité costale qui en est la conséquence étant la lésion primordiale et seule vraiment importante, et contre elle l'enchevillement est sans action.

Cette façon de comprendre le corset permet seule de lui reconnaître quelque utilité, et tous ceux qui ne remplissent pas ces conditions sont inutiles et même dangereux, n'ont aucune valeur thérapeutique et ne sont que des trompe-l'œil.

Nous ne saurions trop le répéter, le corset ne redresse rien, il aide simplement à maintenir le redressement obtenu par les exercices orthopédiques.

Il est une autre question qui se pose souvent au chirurgien ; nous avons vu que fréquemment le bassin se trouve incliné d'un côté. Cette inclinaison peut être considérable, puisque dans une de nos observations nous voyons que la différence de hauteur entre les 2 épines iliaques est de 4 centimètres. Il en résulte pour la malade une difformité très appréciable.

Dans ce cas M. Frœlich conseille de porter du côté le plus bas un talon et une semelle plus élevés, d'une hauteur égale à la différence de niveau des deux côtés du bassin. Il corrige de cette façon la difformité très choquante pour le malade, et produit un certain redressement de la colonne vertébrale, en rétablissant l'équilibre des deux portions latérales du corps.

On peut encore corriger cette inclinaison latérale du bassin pendant la position assise, au moyen de sièges surélevés d'un côté : (Wolkmann, Barwell .

Avec Staffel on peut recommander aux malades d'attacher au corset, au moyen d'une petite bande, un coussinet en forme de coin qui est caché sous les vêtements et qu'ils peuvent toujours porter avec eux. Ce coussin placé sous une fesse, pendant la position assise, élève le bassin du côté correspondant.

Ce traitement antistatique peut donner de très bons résultats dans les scolioses lombaires primitives, il aura d'autant plus d'action que la colonne vertébrale ne sera pas ankylosée.

Enfin il peut arriver, que les parents d'une jeune fille scoliotique viendront demander au médecin si l'usage de la bicyclette peut lui être permis. Non seulement on peut répondre par l'affirmative, mais encore conseiller dans un but thérapeutique la bicyclette. Elle est en effet un merveilleux appareil pour mettre en action par des mouvements actifs et passifs les muscles du tronc et des membres. Mais pour l'adapter au traitement de la scoliose habituelle dorsale droite et lombaire gauche, il est nécessaire de lui faire subir quelques modifications d'ailleurs minimes.

Les deux moitiés du guidon ne doivent pas être solidaires, mais bien mobiles isolément, et vissées dans la virole médiane, de façon que la poignée droite soit abaissée et dirigée en bas, tandis que la poignée gauche soit élevée et dirigée en haut, ce qui donne pour le bicycliste une épaule gauche plus élevée que l'épaule droite : but recherché.

En plus il est utile que la moitié gauche de la selle soit un peu plus élevée que la moitié droite.

En plaçant un scoliotique sur une bicyclette ainsi modifiée, on voit que les courbures de son rachis ont des tendances à se redresser.

Killiani de New-York (1) a publié une étude sérieuse sur les avantages de ce sport dans la scoliose et les photographies qu'il y ajoute ne laissent aucun doute sur son utilité.

Terminons par l'exposé des observations cliniques que nous avons prises dans le service. La manière de prendre ces observations a une grande importance dans les cas de scoliose.

Au début, M. Frœlich se bornait à recueillir quelques notions sommaires sur le début de la lésion, sa forme, l'âge, la taille, l'indice du thorax, la déviation des épines, l'état des membres inférieurs. Mais ces renseignements pour être vraiment utiles doivent être complétés, et les feuilles d'observations sont libellées maintenant de la façon suivante.

Nous interrogeons les malades sur leurs antécédents héréditaires.

Leurs antécédents personnels sont notés avec soin. Maladies antérieures, infectieuses ou autres; nous leur demandons comment a été faite leur alimentation comme nourrisson.

Cette question a une grande importance au point

____

(1) *The Bicycle for scolioses* (New-York méd. Record, octobre 1896).

de vue du rachitisme, on sait en effet que l'alimentation du premier âge a une grande influence sur le développement ultérieur de l'enfant.

Nous cherchons à savoir si l'enfant a présenté des manifestations rachitiques ; à quel âge a-t-il marché ? A-t-il eu des déviations des membres ou du rachis ? Depuis quand a-t-on remarqué l'attitude vicieuse actuelle ? A quelle cause l'a-t-on attribuée ? Autant de questions que nous posons à la mère de l'enfant scoliotique.

Nous examinons avec soin l'état actuel du sujet.

Son tempérament, l'état du système musculaire, le panicule adipeux, le poids du corps, la taille, sont notés avec attention.

Quelle a été la déviation primitive ?

Nous notons en outre et mesurons avec soin la déviation de la ligne des épines (flèche dorsale et flèche lombaire) ; nous retenons à quel niveau se trouve la déviation maxima. Nous mesurons de même l'indice thoracique.

A quel niveau les gouttières vertébrales sontelles effacées ? De quel côté le bassin est-il incliné et de combien ?

Le rachis est-il excentrique par rapport au bassin et vers quel côté ? Le rachis est-il ankylosé dans les mouvements de latéralité et à quel niveau ?

Toutes ces questions seront intéressantes à connaître.

Enfin la longueur des membres inférieurs, les difformités qu'ils présentent, l'état du cœur et des autres organes nous serons d'utiles renseignements.

Ces diverses données prises avant et après le traitement, nous permettront de nous rendre un compte exact des résultats obtenus.

Parmi les observations que nous publions plus loin, nous n'en avons que huit qui ont été prises avec tous les détails indiqués ci-dessus. Les autres ont été recueillies antérieurement, mais les différentes mensurations que nous y avons trouvées, suffisent largement à l'appréciation des résultats du traitement.

OBSERVATION I

10 février 1898.

Emélie B.`.., âgée de 16 ans.

Scoliose dorsale inférieure droite:

Début, à l'âge de 3 ans.

Flèche, à 3 centimètres.

Thoracométrie, 15 — 12 = 3 centimètres.

Taille, 1ᵐ44.

Résultat nul.

OBSERVATION II

25 novembre 1897.

Marie Th..., âgée de 13 ans.

Scoliose dorsale droite inférieure.

Flèche, 1 centimètre.

Thoracométrie, 1 centim. 1/2.

Tibias incurvés, nouurés, dents de Hutchinson.

Résultat nul.

OBSERVATION III

23 avril 1898.

Emélie B..., âgée de 15 ans,

Scoliose dorsale droite.

Antécédents héréditaires. — Père : maladie de cœur. Mère : bien portante. Frères et sœurs : 1 frère, 1 sœur bien portants ; 2 sœurs mortes de méningite.

Antécédents personnels. — Maladies antérieures, infectieuses ou autres : rougeole, rhumatisme articulaire.

Alimentation comme nourrisson : nourrie au sein.

Rachitisme infantile : rien.

A marché à quel âge : à 1 an.

Y eut-il alors des déviations de membres ou du rachis : rien.

Depuis quand a-t-on remarqué l'attitude vicieuse actuelle : il y a trois ans.

A quelle cause l'a-t-on attribuée : auraittrop grandi ?

Etat actuel. — 1. Tempérament mixte.

2. Système musculaire moyen.

3. Panicule adipeux moyen.

4. Poids du corps : 53 kilogr.

5. Quelle est la déviation primitive du rachis, dorsale, lombaire : dorsale droite.

6. Taille du sujet avant le traitement : 1ᵐ65 ; après le traitement : 1ᵐ66.

7. Déviation de la ligne des épines, flèche dorsale, flèche lombaire, au niveau de quelle épine est-elle maxima. — La malade debout, avant : dors. 2 cm. ; lomb. 2 cm. Après : idem. — La malade inclinée en avant, avant : dors. 2 cm. ; lomb. 0.

8. Thorax : normal asymétrique, indice du thorax. — La malade debout, avant : indice 4 cm. ; idem. — La malade inclinée en avant, avant : indice 4 cm.

9. Les gouttières vertébrales sont effacées (torsion) à quel niveau ? — La malade debout : à gauche toute la région lombaire. — La malade inclinée en avant : à droite la région dorsale de la IIIe à la XIIe (v. D.).

10. Le rachis est excentrique par rapport au bassin, vers quel côté ? — La malade debout : à gauche. - La malade inclinée en avant : idem.

11. Inclinaison sur l'horizon de la ligne bicrète et bi-épine iliaque du bassin : le bassin est plus élevé de 4 cm. à droite.

12. Dans les mouvements de latéralité à droite et à gauche, le rachis paraît ankylosé, à quel niveau : région dorso-lombaire.

13. Membres inférieurs, leur longueur, leurs difformités : rien.

14. Cœur et autres organes : rien.

Résultat nul.

OBSERVATION IV

1ee août 1887.

Gaby D..., âgée de 10 ans.

Cypho-scoliose dorsale et scoliose lombaire droite.

Flèche lombaire droite, 2 cm. 1/2.

Taille, 1m48.

Remarque. — Brûlures anciennes sur le bras, et l'épaule droites.

Guérison après un mois et demi de traitement.

OBSERVATION V

19 juillet 1898.

Marie-Louise P..., âgée de 7 ans.

Scoliose dorsale totale gauche, scoliose lombaire droite.

Flèche D. : 1 centimètre.

Thoracométrie, indice : 4 centimàtres.

Genu valgum : léger.

Guérison complète après un mois de traitement.

OBSERVATION VI

31 octobre 1897.

Marguerite T..., âgée de 6 ans 1/2.

Scoliose dorsale gauche.

Début, il y a six mois.

Flèche, 1 cm. 1/2.

Thoracométrie, indice : 1 cm. 1/2.

Taille, 1m17.

Tibias incurvés, dents rachitiques, bosses frontales saillantes.

Sort guérie le 15 janvier 1898. Sa taille est de 1m18.

OBSERVATION VII

18 novembre 1897.

Sylvie D..., âgée de 11 ans 1/2.

Scoliose dorsale droite.

Début, il y a 5 ans.

Flèche, 2 cm. 1/2.

Thoracométrie, indice : 4 centimètres.

Taille, 1m427.

Remarque. — jeune fille maigre, molle, strumeuse, a eu pendant 4 mois un corset platré et feutré.

Après 8 mois de traitement, le résultat est relativement bon.

Flèche, 2 centimètres.

Thoracométrie, indice : 3 centimètres.

Taille, 1m50.

Le sujet a été examiné aux rayons Rœntgen qui ont montré des dépôts osseux plus denses sur la concavité.

OBSERVATION VIII

25 décembre 1897.

Jeanne Th..., âgée de 13 ans.

Scoliose dorsale inférieure gauche.

Début, il y a 8 ans.

A déja été traitée de ce fait ; a porté un corset.

Flèche, Dorsale : 2 cm. 1/2.

Lombaire : 2 cm. 1/2.

Thoracométrie, Indice : 1 cm. 8.

La hanche droite est très saillante.

Poignets rachitiques, dents de Hutchinson.

Amélioration notable.

OBSERVASION IX

6 Janvier 1898.

Marie D..., âgée de 8 ans.

Scoliose dorsale droite.

Flèche, 2 centimètres.

Thoracométrie inappréciable.

Taille, 1 m. 23.

Tibias en lames de sabre, dents de Hutchinson.

Amélioration sensible.

OBSERVATION X

15 Janvier 1898.

Henriette H..., âgée de 11 ans.

Scoliose dorsale droite.

Flèche 5 centimètre 1/2.

Indice thoracomètrique 4 centimètres.

Taille 1 m. 335.

Amélioration très nette.

La flèche est de 4 centimètres.

OBSERVATION XI

15 Février 1898.

Marguerite J..., âgée de 7 ans.

Scoliose dorsale droite.

Début, il y a environ un an.

Flèche, 1 centimètre 1/2.

Taille, 1 m: 12.

Courbure en 0 du tibia droit, articulations noueuses, dents de Hutchinson, épaule gauche plus élevée que la droite.

Amélioration sensible.

La flèche est de 0 m. 75.

OBSERVATION XII

1er mars 1898.

Alphonse P..., 12 ans 1/2.

Scoliose lombaire gauche. Dorsale droite.

Antécédents héréditaires. — Père : bien portant, mère : bien portante, frères et sœurs, 1 frère, 1 sœur, bien portants. La sœur a présenté des tibias rachitiques.

Antécédents personnels. — Maladies antérieures, infectieuses ou autres : rougeole, coqueluche.

Alimentation comme nourrisson : nourri au biberon.

Rachitisme infantisme : à l'âge de 8 mois.

A marché à quel âge : à 18 mois.

Y eut-il alors des déviations de membres ou du rachis : déformation du rachis à 8 mois.

Depuis quand a-t-on remarqué l'attitude vicieuse actuelle : à l'âge de 8 mois.

A quelle cause l'a-t-on attribuée : chute ?

Etat actuel. — 1. Tempérament : mixte.

2. Système musculaire : peu développé.

3. Panicule adipeux : nul.

4. Poids du corps : 42 kilogr.

5. Quelle est la déviation primitive du rachis, dorsale, lombaire : lombaire gauche.

6. Taille du sujet : 1 m. 52.

7. Déviation de la ligne des épines, flèche dorsale, flèche lombaire, au niveau de quelle épine est-elle maxima. — Le malade debout : avant, 2 centimètres 1/2 ; après, 1 centimètre 1/2.

8. Thorax : normal asymétrique, indice du thorax. — Le malade debout : avant, 3 centimètres.

9. Les gouttières vertébrales sont effacées (torsion) à quel niveau : torsion de toute la colonne lombaire, région dorsale de la 4e à la 8e vertèbre dorsale.

10. Le rachis est excentrique par rapport au bassin, vers quel côté : légèrement à gauche.

11. Inclinaison sur l'horizon de la ligne bicrète et bi-épine iliaque du bassin : différence, 1 centimètre plus haut, à gauche.

12. Dans les mouvements de latéralité à droite et à gauche, le rachis paraît ankylose, à quel niveau : légèrement région dorso-lombaire.

13. Membres inférieurs, leur longueur, leurs difformités : rien.

14. Cœurs et autres organes : rien.

Amélioration ; le malade continue le traitement.

OBSERVATION XIII

8 mars 1898.

Marie W..., âgée de 11 ans 1/2.

Scoliose dorsale droite.

Flèche, 2 cm. 1/2.

Thoracométrie, indice, 3 centimètres.

Taille, 1 m. 50.

Sort notablement amélioré.

Indice thoracométrique, 1 cm. 1/2 au lieu de 3 centimètres.

OBSERVATION XIV

1er juin 1898.

Eva F..., âgée de 5 ans.
Scoliose dorsale gauche.

Debut, il y a un an.

Fléche, 2 cm. 1/2.

Thoracométrie, indice, 3 centimètres.

Taille, 0 m. 99·

Remarque. — Le sujet est très petit, front rachitique,
les membres sont normaux.

Amélioration notable.

Thoracom, 2 centimètres au lieu de 3 centimètres.

OBSERVATION XV

28 juin 1898.

Lucien G..., âgé de 7 ans.

Cypho-scoliose, scoliose dorsale inférieure à convexité
gauche.

Flèche, 3 centimètres.

Thoracométrie, indice 2 cm. 1/2.
Courbure, rachitique des fémurs.
Amélioration.
Thoracom. 2 centimètres au lieu de 2 cm. 1/2.

OBSERVATION XVI

28 juin 1898.
Henry M..., agée de 13 ans.
Scoliose dorsale droite.
Début, il y a 2 mois.
Flèche, 1 centimètre.
Thoracométrie indice 1/2 centimètre.
Taille, 1 m. 55.
Sort notablement amélioré après 5 semaines de traitement.

OBSERVAVION XVII

10 juillet 1898.
Marie J..., agée de 8 ans,
Scoliose dorsale droite.
Début, il y a 3 mois.
Flèche, 1 centimètre.
Thoracométrie, indice 2 cm. 3.
Taille, 1 m. 18,
Sort très améliorée.
Thoracom. 1 cm. 1/2.

OBSERVATION XVIII

18 août 1898.
Augustine P..., âgée de 17 ans.
Scolise lombaire gauche totale.

Début, il y a 3 mois.

Flèche, 2 centimètres.

Thoracométrie, indice 2 centimètres.

Aprés un mois de traitement l'amélioration est très sensible.

Thoracométrie 0 centimètre.

OBSERVATION XIX

21 septembre 1898.

Marie Thérèse F..., agée de 11 ans 1/2.

Scoliose dorsale droite.

Début, il y a 5 ans.

Flèche. 3 centimètres.

Thoracométrie, indice 2 cm. 1/2.

Taille 1 m. 375.

Après 6 semaines de traitement amélioration notable.

Flèche, 2 centimètres.

Thoracom. 1 cm. 1/2

OBSERVATION XX

31 octobre 1898.

Jeanne P..., âgée de 16 ans.

Scoliose lombaire gauche, et dorsale droite.

Début, il y a 6 ans. On aurait même remarqué une certaine déviation à l'âge de deux ans.

Flèche, 3 centimètres.

Thoracom, indice 3 centimètres.

Taille, 1 m. 62.

Hanche gauche très saillante.

Jeune fille obèse.

Après deux mois de traitement grande amélioration.

Flèche, 2 centimètres, Thoracom, 2 centimètres.

Taille, 1 m. 67.

OBSERVATION XXI

9 novembre 1898.

Joséphine T..., âgée de 18 ans.

Scoliose dorsale droite.

Antécé lents héréditaires.— Père, bien portant. Mère, bien portante. Frères et sœurs : 1 frère, 1 sœur, bien portants, 3 frères morts en naissant.

Antécédents personnels.—Maladies antérieures, infec- tieuses ou autres : anémique il y a trois ans.

Alimentation comme nourrisson : au sein.

Rachitisme infantile : rien.

A marché à quel âge : à un an.

Y eut-il alors des déviations de membres ou du rachis : rien.

Depuis quand a-t-on remarqué l'attitude vicieuse actuelle : à l'âge de 12 ans.

A quelle cause l'a-t-on attribuée : rien.

Etat actuel. — 1. Tempérament : mixte.

2. Système musculaire : moyen.

3. Panicule adipeux : moyen.

4. Poids du corps : 55 kilogr.

5. Quelle est la déviation primitive du rachis, dorsale. lombaire : dorsale droite.

6. Taille du sujet : 1 m. 575.

7. Déviation de la ligne des épines, flêche dorsale, flê- che lombaire, au niveau de quelle épine est-elle maxima. — La malade debout : dorsale, avant, 1 cm. 1/2, après, 1 centimètre ; lombaire, avant, 1 centimètre, après, 1 cen- timètre ; la malade inclinée en avant, dorsale, avant, 2 cen- timètres, après, 1 centimètre.

8. Thorax : normal asymétrique, indice du thorax. — La malade debout : Indice (5), avant, 3 centimètres, après, 3 centimètres ; la malade inclinée en avant, indice, avant, 4 centimètres, après, 3 centimètres.

9. Les gouttières vertébrales sont effacées (torsion) à quel niveau. — La malade debout, effacées région lombaire gauche, région dorsale de la 5e à la 10e vertèbre ; la malade inclinée en avant, effacement diminué.

10. Le rachis est excentrique par rapport au bassin, vers quel côté : à droite.

11. Inclinaison sùr l'horizon de la ligne bi-crête et bi-épine iliaque du bassin : différence à droite, 8 millimètres.

12. Dans les mouvements de latéralité à droite et à gauche, le rachis paraît ankylosé, à quel niveau : région dorso-lombaire.

13. Membres inférieurs, leur longueur, leurs difformités : rien.

14. Cœur et autres organes : rien.

Amélioration notable. La malade continue le traitement.

OBSERVATION XXII

17 novembre 1898.

Alice P..., âgée de 14 ans.

Scoliose lombaire gauche, dorsale droite.

Antécédents héréditaires. — Père, bien portant. Mère, bien portante. Frères et sœurs, 1 sœur bien portante.

Antécédents personnels. — Maladies antérieures, infectieuses ou autres : scarlatine, ictère.

Alimentation comme nourrisson : au sein, autre alimentation à 5 mois.

Rachitisme infantile : rien.

A marché à quel âge : à un an.

Y eut-il alors des déviations de membres ou du rachis : rien.

Depuis quand a-t-on remarqué l'attitude vicieuse actuelle : il y a un an.

A quelle cause l'a-t-on attribuée : rien.

Etat actuel. — 1. Tempérament : mixte.

2. Système musculaire : moyen.

3. Panicule adipeux : nul.

4. Poids du corps : 48 kilogr.

5. Quelle est la déviation primitive du rachis, dorsale, lombaire : lombaire gauche.

6. Taille du sujet : avant le traitement, 1 m. 565 ; après le traitement, 1 m. 572.

7. Déviation de la ligne des épines, flèche dorsale, flèche lombaire, au niveau de quelle épine est-elle maxima. — La malade debout, dorsale, avant, 1 cm. 1/2, après, 1 centimètre ; lombaire, avant, 1 cm. 1/2, après, 1 centimètre ; la malade inclinée en avant, dorsale, avant, 0 ; lombaire, avant, 1 centimètre.

8. Thorax : normale asymétrique, indice du thorax. — La malade debout : indice, avant, 2 centimètres. — La malade inclinée en avant : indice, avant, 1 centimètre.

9. Les gouttières vertébrales sont effacées (torsion) à quel niveau : effacées dans région lombaire gauche, dans région dorsale, à droite des 5e, 6e, 7e et 8e vertèbres dorsales.

10. Le rachis est excentrique par rapport au bassin, vers quel côté : un peu à gauche.

11. Inclinaison sur l'horizon de la ligne bi-crête et bi-épine iliaque du bassin : plus haut, à droite de 2 cm. 1/2.

12. Dans les mouvements de latéralite à droite et à gauche, le rachis paraît ankylosé, à quel niveau : rien.

13. Membres inférieurs, leur longueur, leurs difformités : rien.

14. Cœur et autres organes : rien.

Amélioration notable. Continue le traitement.

OBSERVATION XXIII

17 novembre 1898.

Marie B...., âgée de 14 ans.

Scoliose lombaire gauche, dorsale droite.

Antécédents héréditaires. — Père, bien portant. Mère, nerveuse, ancienne scoliotique. Frères et sœurs, 2 frères vivants, dont l'un a un *genu valgum*, 2 frères et 1 sœur morts d'entérites.

Antécédents personnels. — Maladies antérieures, infectieuses ou autres : rougeole à 7 ans.

Alimentation comme nourrisson : nourrie au sein.

Rachitisme infantile : rien.

A marché à quel âge : à l'âge de 2 ans.

Y eut-il alors des déviations de membres ou du rachis : rien.

Depuis quand a-t-on remarqué l'attitude vicieuse actuelle : il y a 3 ans.

A quelle cause l'a-t-on attribuée : rien.

Etat actuel. — 1. Tempérament : mixte.

2. Système musculaire : faiblement développé.

3. Panicule adipeux : nul.

4. Poids du corps : 31 kilogr.

5. Quelle est la déviation primitive du rachis, dorsale, lombaire : lombaire gauche.

6. Taille du sujet : 1 m. 365.

7. Déviation de la ligne des épines, flèche dorsale, flèche lombaire, au niveau de quelle épine est-elle maxima. — La malade debout : dorsale, avant, 2 cm. 1/2, après, 8 millimètres ; lombaire, avant, 1 centimètre, après, 1 centimètre.

8. Thorax : normal asymétrique, indice du thorax. — La malade debout : avant, 4 cm. 1/2, après, 2 centimètres.

9. Les gouttières vertébrales sont effacées (torsion) à quel niveau : à droite, à partir de la 6ᵉ vertèbre dorsale, à gauche, toute la colonne lombaire.

10. Le rachis est excentrique par rapport au bassin, vers quel côté : à droite.

11. Inclinaison sur l'horizon de la ligne bi-crête et bi-épine iliaque du bassin : plus élevé à gauche de 1 cm. 1/2.

12. Dans les mouvements de latéralité à droite et à gauche, le rachis paraît ankylosé, à quel niveau : ankylosé au niveau des 9ᵉ, 10ᵉ, 11ᵉ et 12ᵉ vertèbres dorsales.

13. Membres inférieurs, leur longueur, leurs difformités : rien.

14. Cœur et autres organes : rien.

Amélioration sensible. Continue le traitement.

OBSERVATION XXIV

19 décembre 1898.

Jeanne M..., âgée de 8 ans.

Cypho-scoliose lombaire droite, scoliose dorsale gauche.

Début, il y a 3 ans.

Flèche dorsale, 2 centimètres.

Flèche lombaire, 2 cm. 1/2.

Thoracomètrie, indice : 2 centimètres.

Taille : 1 m. 275.

Dents de Hutchinson.

Amélioration après un mois de traitement.

Thoracométrie : 1 centimètre au lieu de 2 centimètres.

OBSERVATION XXV

20 décembre 1898.

Juliette M..., âgée de 14 ans.

Scoliose dorsale gauche et lombaire droite.

Début, il y a un an.

Flèche dorsale : 2 centimètres.

Fléche lombaire : 1 cm. 1/2.

Thoracométrie, indice : 1 cm. 1/2.

Taille : 1 m. 55.

Amélioration.

OBSERVATION XXVI

1er février 1899.

Marie T..., âgée de 15 ans.

Scoliose dorsale droite.

Antécédents héréditaires.— Père, bien portant. Mère, bien portante.

Antécédents personnels. — Maladies antérieures, infectieuses ou autres : scarlatine, coqueluche.

Alimentation comme nourrisson : 3 mois au sein, puis biberon et autre alimentation.

Rachitisme infantile : rien.

A marché à quel âge : à un an.

Y eut-il alors des déviations de membres ou du rachis : rien.

Depuis quand a-t-on remarqué l'attitude vicieuse actuelle : à l'âge de 9 ans.

A quelle cause l'a-t-on attribuée : chute ?

État actuel. — 1. Tempérament : congestif.

2. Système musculaire : rudimentaire.

3. Panicule adipeux : nul.

4. Poids du corps : 45 kilogr.

5. Quelle est la déviation primitive du rachis, dorsale, lombaire : dorsale droite.

6. Taille du sujet : 1 m. 65.

7. Déviation de la ligne des épines, flèche dorsale, flèche lombaire, au niveau de quelle épine est-elle maxima. —

La malade debout : dorsale, avant, 4 centimètres, après, 3 cm. 1/2; lombaire, avant, 2 cm. 1/2, après, 2 centimètres. — La malade inclinée en avant : dorsale, avant, 4 centimètres, après, 3 centimètres; lombaire, avant, 2 centimètres, après, 1 cm. 1/2.

8. Thorax : normal asymétrique, indice du thorax. — La malade debout : indice : avant, 4 cm. 1/2, après, 4 centimètres. — La malade inclinée en avant : indice, avant, 3 centimètres, après, 2 cm. 1/2.

9. Les gouttières vertébrales sont effacées (torsion) à quel niveau : colonne lombaire entière, dorsale de la 5e à la 12e vertèbre dorsale.

10. Le rachis est excentrique par rapport au bassin, vers quel côté : à droite.

11. Inclinaison sur l'horizon de la ligne bicrète et bi-épine iliaque du bassin : 1/2 centimètre plus haut à gauche.

12. Dans les mouvements de latéralité à droite et à gauche, le rachis paraît ankylosé, à quel niveau : région dorso-lombaire.

13. Membres inférieurs, leur longueur, leurs difformités : rien.

14. Cœur et autres organes : rien.

Notablement améliorée, continue le traitement.

OBSERVATION XXVII

24 décembre 1898.

Marie L. W..., âgée de 14 ans.

Scoliose lombaire gauche

Antécédents héréditaires. — Père, mort otite suppurée. Mère, rhumatisante. Frères et Sœurs, 1 frère mort du croup.

Antécédents personnels. — Maladies antérieures, infectieuses ou autres : rougeole.

Alimentation comme nourisson ; Au sein jusqu'à 10 mois.

Rachitisme infantile : rien.

A marché à quel âge : à 14 mois.

Y eut-il alors des déviations de membres où du rachis : rien.

Depuis quand a-t-on remarqué l'attitude vicieuse actuelle : il y a 3 ans.

A quelle cause l'a-t-on attribuée : rien.

État actuel. — 1. Tempérament : mixte.

2. Système musculaire : moyen.

3. Panicule adipeux : peu développé.

4. Poids du corps : 53 kilogr.

5. Quelle est la déviation primitive du rachis, dorsale, lombaire : lombaire gauche.

6. Taille du sujet : 1 m. 55.

7 Déviation de lu ligne ses épines, flèche dorsale, flèche lombaire, au niveau de quelle épine est-elle maxima. — La malade debout : dorsale, avant, 4 centimètres, aprés, 3 centimètres, lombaire, avant, 1 cm. 1/2, après, 1 centimètre. — La malade inclinée en avant : dorsale, avant 3 centimètres, aprés, 2 centimètres ; lombaire, avant, 0, après, 0.

8, Thorax : normal asymétrique, indice du Thorax. — La malade debout : Indice : avant, 4 centimètres, après, 3 centimètres. — La malade inclinée en avant : Indice, avant 4 centimètres, aprés, 3 centimètres.

9. Les gouttières veriébrales sont effacées (torsion), à quel niveau : à gauche, toute la région lombaire à droite, région dorsale de la 4e à la 10e vertèbre.

10. Le rachis est excentrique par rapport au bassin, vers quel côté : tout le tronc à droite, angle de 15e.

11. Inclinaison sur la ligne biscrète et bi-épine iliaque du bassin : côté gauche plus élevé de 2 cm. 1/2.

12. Dans les mouvements de latéralité à droite et à gauche, le rachis paraît ankylosé, à quel niveau : partie inférieure de la colonne dorsale.

13. Membres inférieurs, leur longueur, leur difformités : rien.

14. Cœur et autres organes : rien.

Amélioration sensible, continue le traitement.

OBSERVATION XXVIII

1er février 1899.

G. C..., 18 ans.

Lombaire gauche. Dorsale droite.

Antécédents héréditaires. — Père : mort tuberculeux, mère : bien portante, frères et sœurs : 1 sœur bien portante.

Antécédents personnels. — Maladies antérieures, infectieuses ou autres : scarlatine.

Alimentation comme nourrisson : au sein ; autre alimentation à 3 mois.

Rachitisme infantile : rien.

A marché à quel âge : à 16 mois.

Y eut-il alors des déviations de membres ou du rachis : rien.

Depuis quand a-t-on remarqué l'attitude vicieuse actuelle : il y a cinq ans.

A quelle cause l'a-t-on attribuée : chute, 5 ans auparavant ?

Etat actuel. — 1. Tempérament. : sanguin.

2. Système musculaire : moyen.

3. Panicule adipeux : moyen.

4. Poids du corps. — Avant le traitement, 60 kilogr. ; après le traitement, 62 kil. 500.

5. Quelle est la déviation primitive du rachis, dorsale, lombaire : lombaire gauche.

6. Taille du sujet. — Avant le traitement, 1 m. 61 ; après le traitement, 1 m. 62.

7. Déviation de la ligne des épines, flèche dorsale, flèche lombaire, au niveau de quelle épine est-elle maxima. — La [malade debout : dorsale, avant, 2 centimètres ; après, 1 centimètre ; la malade inclinée en avant : lombaire, avant, 2 centimètres ; après, 1 cm. 5

8. Thorax : normal asymétrique, indice du thorax. — La malade debout : indice, avant, 2 cm. 1/2 ; après, 1 cm. 1/2 ; la malade inclinée en avant : indice, avant, 2 centimètres ; après, 1 c.m. 1/2.

9. Le rachis est excentrique par rapport au bassin, vers quel côté. — Le malade debout, gauche ; le malade incliné en avant, gauche.

11. Inclinaison sur l'horizon de la ligne bicrète et bi-épine iliaque du bassin : plus haut à droite de 1/2 centimètre.

12. Dans les mouvements de latéralité à droite et à gauche, le rachis paraît ankylosé, à quel niveau : région lombaire.

13. Membres inférieurs, leur longuenr, leurs difformités : rien.

14. Cœur et autres organes : rien.

Amélioration sensible. Continue le traitement.

OBSERVATION XXIX

27 janvier 1899.

M. J..., 14 ans.

Scoliose dorsale gauche, lombaire droite.

Antécédents héréditaires. — Père : bien portant, mère, bien portante, frères et sœurs, 1 frère, 16 ans, cyphose

Antécédents personnels. — Maladies antérieures, infectieuses ou autres : scarlatine, rougeole, coqueluche.

Alimentation comme nourrisson : au sein. Rachitisme infantile : rien.

A marché à quel âge : un an.

Y eut-il alors des déviations de membres ou du rachis : rien.

Depuis quand a-t on remarqué l'attitude vicieuse actuelle : il y a huit mois.

A quelle cause l'a-t-on attribuée ?

Etat actuel. — 1. Tempérament : lympathique.

2. Système musculaire : nul.

3. Panicule adipeux : nul.

4. Poids du corps. — Avant le traitement, 46 kilogr. ; après le traitement, 47 kilogr.

5. Quelle est la déviation primitive du rachis, dorsale, lombaire : lombaire droite.

6. Taille du sujet. — Avant le traitement, 1 m. 54 ; aprés le traitement, 1   . 558.

7. Déviation de la ligne des épines flèche dorsale, flèche lombaire, au niveau de quelle épine est-elle maxima. — La malade debout : dorsale, avant, 3 centimètres ; après, 2 centimètres ; lombaire, avant, 2 centimètres ; après, 1 centimètre ; la malade inclinée en avant : dorsale, avant, 3 centimètres ; lombaire, avant, 1 cm. 5.

8. Thorax : normal asymétrique, indice du thorax. — La malade debout : indice, avant, 2 centimètres ; apres, 2 centimètres ; la malade inclinée en avant : indice, avant, 3 centimètres.

9. Les gouttières vertébrales sont effacées (torsion) à quel niveau : région lombaire à droite, région dorsale de la 5e à la 12e vertèbre.

10. Le rachis est excentrique par rapport au bassin, vers quel côté. — La malade debout : à gauche ; la malade inclinée en avant : à gauche.

11. Inclinaison sur l'horizon de la ligne bi-crète et bi-épine iliaque du bassin : 2 centimètres plus haut à droite.

12. Dans les mouvements de latéralité à droite et à gauche, le rachis paraît ankylosé, à quel niveau : dorso-lombaire.

13. Membres inférieurs. leur longueur, leurs difformités : rien.

14. Cœur et autres organes : rien.

Considérablement améliorée.

En résumé, nous avons recueilli les observations de 29 cas de scolioses traités a la clinique de M. Frœlich.

Sur ces 29 sujets, nous avons 26 filles et 3 garçons. Leur âge varie de 5 a 18 ans.

La scoliose dorsale droite est notée 22 fois et la scoliose dorsale gauche six fois. Dans 10 cas le début de la lésion s'est manifesté nettement par la colonne lombaire.

Chez 10 malades nous avons trouvé des traces manifestes de lésion, rachitiques banales, tibias incurvés, nouures des articulations, front saillant, dents vicieusement implantées. Dans un cas coexistait la tuberculose ganglionnaire.

Les résultats thérapeutiques ont été les suivants :

3 redressements complets après six semaines de traitement. Dans ces cas la lésion était récente et datait de quelques mois à un an.

3 résultats nuls, ici le début de l'affection était trop éloigné ou bien était arrivé trop rapidement a la période d'éburnation.

Enfin dans tous les autres cas nous avons constaté des améliorations très sensibles, c'est-à-dire que la flèche des épines, l'indice thoracique avait diminué de 1 a 2 centimètres, la taille s'était accrue.

Dans toutes nos observations où nous notons cette amélioration nous avons ces différences de 1 a 2 centimètres entre les mensurations antérieures et actuelles.

8 de nos malades continuent le traitement.

CONCLUSIONS

I. — Anatomiquement la scoliose essentielle des adolescents est constituée par une torsion en spirale de la colonne des corps vertébraux.

II. — La scoliose essentielle est provoquée par une maladie spéciale du tissu osseux vertébral, qui n'est autre chose qu'un rachitisme tardif et prolongé, identique au rachitisme ordinaire, ayant comme lui trois périodes d'évolution bien nettes, ramollissement, déformation, éburnation.

III. — L'évolution de ce rachitisme vertébral est généralement très longue, 5, 10 et même 15 ans. Exceptionnellement les trois stades sont parcourus en trois années.

IV. — La radiographie donne de précieux renseignements sur le degré des déformations vertébrales, elle permet d'en prendre la mensuration exacte. Elle fournit en outre le pronostic de l'affection et permet de prévoir les résultats possibles du traitement auquel ou va soumettre le malade.

Enfin au cours de ce traitement, grâce a l'examen radioscopique, le chirurgien pourra se rendre un compte exact des progrès accomplis vers la guérison.

V. — Le traitement orthopédique, appliqué avec méthode et avec rigueur amènera dans quelques cas rares la guérison complète de la scoliose. Dans la plupart des cas, il procurera une amélioration très sensible.

BIBLIOGRAPHIE

REDARD. — *Traité de chirurgie orthopédique*. 1892.

KIRMISSION. — *Revue d'orthopédie*. 1890.

PHOCAS. — *Leçons cliniques de chir. orth.* 1895.

REDARD et LARAN. — *XII⁰ congrès de chirurgie*. Paris 1898.

BOIGEY. — *Revue d'orthopèdie*. 1899.

HOFFA. — *Revue de chir. orthop.* 1898-99. (B. V.VI).

HOFFA. — *Orthopédische chirurgie*. 1898.

HEISER. — *Contribution à l'étude de la scoliose essentielle des enfants*. Thèse de Paris. 1897.

H. DEYDIER. — *Rachitisme tardif*. Thèse de Lyon. 1895.

R. GÉRARDIN. — *Contribution à l'étude de l'anatomie-pathologique de la scoliose*. Thèse de Lyon 1897.

E. GEORGES. — *Du lit plâtré dans le traitement des gibbosités pottiques et des scolioses graves chez les tout jeunes enfants*. Thèse de Bordeaux 1899.

POLLOSSON. — Lyon médical 1885.

DE ST-GERMAIN. — *Chirurgie orthop.* Paris 1883.

DRACHMANN. — *Mechanick ustatistick der scoliose*. Berlin. Klin. Woch. 1885.

SALAGHI. — *Sullo scoliosi, studio clinica arch. di ortopéd.* VI. 1894.

RILLIANI. — *The bicycle for scoliosis méd. record.* 1896.

FRŒLICH. — *Revue médicale de l'Est.* 1899,

FRŒLICH. — *Revue mensuelle des maladies de l'enfance.* 1898.

HOFFA. — *Presse médicale.* 11 mars 1899.

9 782329 151243